ÉTUDE

SUR LES

POLYPES DE L'UTÉRUS

PAR

LE Dr DE MONFUMAT

ANCIEN INTERNE DES HÔPITAUX DE PARIS.

PARIS

P. ASSELIN, SUCCESSEUR DE BÉCHET JEUNE ET LABÉ,

LIBRAIRE DE LA FACULTÉ DE MÉDECINE,

Place de l'École-de-Médecine.

1867

ÉTUDE

SUR LES

POLYPES DE L'UTÉRUS

A. Parent, imprimeur de la Faculté de Médecine, rue Mr-le-Prince, 31.

ÉTUDE

SUR LES

POLYPES DE L'UTÉRUS

PAR

LE Dr DE MONFUMAT

ANCIEN INTERNE DES HÔPITAUX DE PARIS.

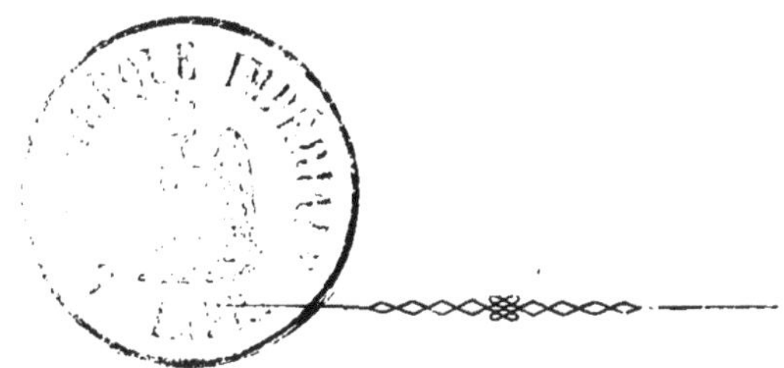

PARIS

P. ASSELIN, SUCCESSEUR DE BÉCHET JEUNE ET LABÉ

LIBRAIRE DE LA FACULTÉ DE MÉDECINE,

place de l'École-de-Médecine

1867

ÉTUDE

SUR LES

POLYPES DE L'UTÉRUS

HISTORIQUE.

Les polypes de l'utérus ont trouvé dans Bayle, Malgaigne, Velpeau, Gerdy, leurs historiens les plus éminents. A l'exemple de ces maîtres illustres, nous remonterons jusqu'à l'antiquité la plus reculée pour y prendre en quelque sorte la maladie au berceau et montrer la succession des idées à travers les siècles. Loin de nous cependant la prétention de disséquer les annales de la science pour faire un historique philosophique et démêler au milieu de toutes les opinions plus ou moins erronées ou plus ou moins justes des anciens, le type héréditaire qui, se perfectionnant chaque jour, a présidé sans cesse au développement de nos connaissances actuelles, — notre but est plus modeste; nous voulons simplement établir que depuis Hippocrate jusqu'à l'année 1749 la notion des polypes est à l'état embryonnaire, qu'en 1749 Levret les signala à l'attention de ses contemporains d'une manière éclatante, et qu'enfin Bichat a tracé la route que devaient suivre ses successeurs en leur indiquant que sur l'anatomie devaient s'appuyer la physiologie, la pathologie, la thérapeutique. Quant aux travaux plus modernes, beaucoup sont remarquables, quelques-uns ont le mérite d'avoir été inspirés par des découvertes micographiques; nous ne ferons que les mentionner, laissant à une plume plus autorisée le soin de les juger.

Un index bibliographique sera le complément de notre court historique; nous ne discuterons pas son utilité, nous nous contenterons de rappeler ce que dit à ce sujet le Dr Edward John Tilt dans son livre : *on Diseases of women and ovarian inflammation*. « Cet index est aussi utile à ceux qui viendront plus tard travailler dans le même champ, qu'une carte géographique à celui qui voyage en pays inconnu. »

Hippocrate ne pouvait parler des polypes utérins, puisque cette dénomination, appliquée à certaines tumeurs de la matrice, ne fut créée que plus tard par Moschion, qui les appela *poulpes* ou *polypes*. Mais, dans son livre *Sur la nature de la femme*, édition Littré, il est question de certaines affections de l'utérus et particulièrement de môles, dont la description, quoique incomplète, semble se rattacher à la maladie qui nous occupe.

Dans un autre ouvrage (*de Morb. vulg.*, lib. v), il raconte l'histoire d'une servante qui, ayant mangé indiscrètement une grande quantité de poreaux, éprouva des coliques semblables à celles de l'enfantement et expulsa par le vagin une pierre venant de la matrice.

Cette observation, consignée par Louis à la cinquième page de son mémoire sur les concrétions calculeuses de la matrice (*Mém. de l'Acad. royale de chirurgie*) montre que, si le père de la médecine ne connaissait pas la nature intime de ces concrétions, il avait au moins remarqué l'effet qu'elles pouvaient produire sur l'organe qui les renfermait.

Galien, au dire de Malgaigne, semble y faire allusion, mais rien ne prouve qu'il les connût.

Aétius distingue les polypes en polypes durs et en polypes mous, sans qu'on puisse savoir s'il parle spécialement des polypes utérins ou des polypes en général. Il indique même la cautérisation comme mode de traitement.

Paul d'Égine en a donné une description sous le nom de *cercosis;* il décrit également les corps fibreux qu'il nomme *scléromes* de la matrice (*de Re medica*, lib. III).

Ambroise Paré, faisant une autopsie, trouva un polype de l'utérus semblable à de la tétine de vache, et n'ayant d'adhérences avec les parois utérines qu'en certains points (*de Generatione*, chap. XLI). Le passage suivant, extrait du même livre, montre qu'il connaissait aussi les concrétions pierreuses de la matrice :

« Il ne faut douter que, tout ainsi qu'il se fait des pierres en la vessie, aussi s'en fait-il à la matrice, et la femme a souvent des espreintes comme si elle voulait accoucher. »

Fabrice de Hilden, dans ses observations LII

et LIV, parle de deux môles qui sont évidemment deux polypes utérins.

GUILLEMEAU, le premier, décrivit convenablement leur forme, leur pédicule, leur traitement par la ligature. Voici, du reste, la description extraite du mémoire de Levret :

« Il se trouve une autre supercroissance de la chair que l'on peut appeler *môle pendante*, qui est lorsque du col intérieur de la matrice et même du dedans il sort une masse de chair, laquelle est, de son origine où elle est attachée, de la grosseur d'un fuseau au doigt allant toujours en grossissant, comme une poire ou clochette, laquelle est pendante dedans le col extérieur, dit *vagina de la matrice*, occupant tout son orifice, dit *pudendum*, sortant quelquefois hors d'icelui, de la grosseur du poing et plus ; ce que j'ai vu à quelques femmes, et, de récente mémoire, à une demoiselle à laquelle maître Honoré et moi nous l'extirpâmes fort heureusement, l'ayant premièrement fort attirée au dehors, puis liée en sa pointe et origine le plus haut qu'il nous fut possible. Telle ligature fut faite pour la crainte qu'il y avait de quelque flux de sang. »

Cette description n'a pas besoin de commentaire ; elle date du XVIe siècle et s'impose d'elle-même. Levret l'a mise en tête de son mémoire.

Mais les polypes de l'utérus n'ont pas encore pris rang dans la science. Parmi les auteurs que nous venons de citer et ceux que nous avons passés sous silence, les uns en ont parlé incidemment, les autres leur ont fait allusion, d'autres enfin ont essayé de les décrire. Guillemeau a le plus approché de la vérité.

Restait à décrire l'affection d'une manière spéciale et à lui ménager une place dans le cadre nosologique. L'honneur en était réservé à Levret.

C'est en 1749 que Levret fit paraître sur les polypes de la matrice et du vagin un mémoire des plus remarquables (*Mém. de l'Acad. roy. de chir.*, t. III). Nous croyons devoir dire quelques mots de ce travail qui fut le point de départ de tous les beaux travaux modernes.

Ce mémoire est fait, pour ainsi dire, d'après nature; des observations suivies de réflexions et de conclusions, voilà ce qui le constitue. Il est étonnant de voir avec quelle sagacité et quelle exactitude l'auteur présente les faits et en tire ensuite des conséquences. On se croirait en plein XIXe siècle, écoutant la leçon clinique de l'un de nos grands chirurgiens.

Symptomatologie, diagnostic et surtout diagnostic d'avec renversement et chute de matrice, polypes compliquant la grossesse, terminaison, guérison par expulsion spontanée, thérapeutique, tout y est traité de main de maître. L'anatomie pathologique seule y est à l'état d'ébauche, et cependant, comme l'a dit Malgaigne, « les découvertes les plus récentes se trouvent en germes dans ses admirables travaux. »

En effet, Levret dit qu'il y a deux sortes de polypes : les uns qui sont sarcomateux, durs, charnus; les autres, qui sont vivaces; c'est la division qu'on pourrait encore admettre de nos jours, si l'on ne tenait compte que de leur aspect: Aussi n'hésiterions-nous pas à rattacher aux premiers les polypes fibreux, aux seconds les polypes muqueux.

Quoi qu'il en soit, la nature de ces excroissances n'est pas encore connue, et Morgagni, en les appelant *tubercules squirrheux*, n'avance pas davantage la question. Disons cependant que Morgagni, d'après M. Huguier, aurait aperçu les kystes du col de l'utérus. (Morgagni, lettre XXIX, *Siége et causes des maladies.*) Bichat vint et créa l'anatomie générale. Chirurgien et anatomiste, il compara l'anatomie pathologique à l'anatomie normale, montra que la plupart des polypes utérins étaient de nature fibreuse et que les polypes fibreux avaient été, dans le principe, des corps fibreux. Bichat fit même une classification des polypes qu'il divisa en fibreux, fibro-cartilagineux, osseux, pulpeux, vésiculeux. Cette classification n'est pas irréprochable, puisque la seconde et la troisième variété représentent des transformations de la première, mais, sauf ce détail, tous les polypes décrits aujourd'hui y sont indiqués.

Le mémoire de Roux, paru en 1801, et l'article de Bayle (*Dict. des sc. médic.*, 1813, t. VII), reflètent les idées de Bichat et doivent être considérés comme les premières descriptions dogmatiques publiées sur ce sujet.

Dupuytren et Lisfranc vulgarisèrent les connaissances déjà acquises, agrandirent le cadre de la symptomatologie, du diagnostic et de la médecine opératoire.

MM. Cruveilhier, Velpeau, Paget, ont continué en anatomie l'œuvre de Bichat.

Puis est intervenue une science nouvelle, l'histologie; de savants micrographes, MM. Lebert et Robin, démontrèrent dans les polypes fibreux la présence des fibres musculaires lisses, d'où la question de l'hypertrophie partielle et de l'adénoïde de M. Velpeau, question importante au point de vue de la genèse de ces tumeurs et de leur traitement chirurgical.

A partir de ce moment, les tumeurs de l'utérus sont à l'ordre du jour, tant en France qu'en Angleterre et en Allemagne, et l'on voit successivement paraître des traités, thèses, mémoires du plus haut mérite, signés des noms les plus éminents.

La classification a particulièrement préoccupé tous les auteurs; Hervez de Chégoin, Gerdy, Marjolin, Malgaigne, Barnes, West, Robert Lee, Churchill, ont proposé chacun la leur. Aujourd'hui même, la question n'est pas encore résolue. Nous verrons à propos des polypes utéro-folliculaires de M. Huguier et de la pathologie des tumeurs de Virchow, comment on peut envisager cette question. Disons cependant que le livre de M. Courty, qui est le traité de gynécologie le plus récent, divise les polypes en fibreux, vasculaires et muqueux.

La symptomatologie a été interprétée de la manière la plus scientifique; le diagnostic a acquis un degré de certitude remarquable. Il suffit pour s'en convaincre, de lire les traités des maladies de l'utérus (de Simpson, Aran, Nonat, Ashwell, Courty et le traité de l'hystérométrie de M. Huguier).

Quant au traitement, on est bien loin de la ligature tant préconisée par Levret; elle est assez rarement employée aujourd'hui. Dupuytren, MM. Velpeau et Hervez de Chégoin, ont popularisé l'excision après en avoir démontré l'innocuité. M. Velpeau, particulièrement, a exposé d'une façon très-complète, dans son traité de médecine opératoire les différentes méthodes applicables à la cure chirurgicale des polypes. L'auteur y décrit son procédé pour l'excision, qui met la femme à l'abri des accidents souvent consécutifs à l'emploi des autres procédés.

On a fait servir à l'extirpation des polypes deux instruments d'invention nouvelle et d'une grande utilité dans bon nombre de cas : l'écraseur de M. Chassaignac et le serre-nœud de M. Maisonneuve. D'autres instruments ont été créés en vue des polypes seulement, tels sont entre tous le polypotome du Dr Simpson et la pince de M. Richet.

Enfin les polypes compliquant la grossesse et l'accouchement ont été étudiés surtout en Angleterre et en Allemagne par Oldham, Naegele, West et Bennett, en France par M. Danyau.

DÉFINITION.

Nous décrirons sous le nom de polype de l'utérus : toute tumeur née au sein du tissu de la matrice, liée à cet organe par un seul pied ou pédicule, faisant saillie dans l'une ou l'autre ou dans l'une et l'autre de ses cavités, pouvant apparaître soit dans le vagin, soit hors de la vulve.

Cette définition est imparfaite sans doute, mais elle a le mérite, selon nous, de ne pas préjuger la nature de la lésion dont le pédicule doit être la caractéristique.

Elle élimine en même temps ces tumeurs fibreuses qui peuvent se pédiculiser du côté du péritoine et comprend au contraire les productions polypeuses dites excroissances muqueuses, folliculaires, utéro-folliculaires.

La connaissance des tissus normaux d'où procèdent les productions pathologiques est indispensable pour établir une classification de ces productions; voilà pourquoi nous avons cru devoir exposer en tête de notre travail quelques considérations sur l'anatomie normale et pathologique de la muqueuse utérine. Le tissu propre de l'utérus étant décrit partout aujourd'hui, les auteurs étant d'accord sur sa structure, il n'en sera pas question.

CONSIDÉRATIONS SUR L'ANATOMIE NORMALE ET PATHOLOGIQUE DE LA MUQUEUSE UTÉRINE.

La découverte de la muqueuse utérine date de notre siècle. On comprend difficilement que tant d'anatomistes célèbres aient pu passer à côté d'elle sans la voir ou plutôt sans la reconnaître. Est-ce parce qu'elle était trop grosse, comme l'a dit M. Coste? Quoi qu'il en soit, c'est à M. Coste que revient l'honneur d'avoir constaté son identité et de l'avoir décrite, le premier, en 1842. Or comme elle joue un grand rôle dans la production des polypes muqueux, il n'est pas étonnant que la première description dogmatique de ces tumeurs soit postérieure à l'année 1842. Actuellement encore, malgré les travaux remarquables de MM. Ch. Robin, Tyler Smith, Kölliker, Wagner, Sappey, etc., il existe quelques dissidences entre les auteurs, au sujet de sa structure intime. Nous avons donc pensé qu'il ne serait pas inutile de rappeler brièvement les détails importants de cette structure et de décrire les éléments qui, par prolifération, hypertrophie, ou altération, donnent naissance à des tumeurs polypeuses.

La muqueuse utérine est un peu différente, selon qu'on l'étudie dans le corps ou dans le col de l'organe.

Dans la cavité du corps, la muqueuse présente sa surface libre parfaitement unie, sans papilles ni villosités, mais criblée d'un grand nombre d'orifices circulaires qui correspondent à autant de glandes. Sa face profonde est intimement liée à la couche musculeuse, si bien qu'il est parfois difficile de les distinguer et de déterminer où finit l'une et où commence l'autre. Sa couche fondamentale, formée de tissu conjonctif embryonnaire mêlé de noyaux et de fibres-cellules, renferme des glandes qui mesurent toute son épaisseur, s'ouvrant d'une part à la surface libre de la muqueuse, atteignant, d'autre part, la couche musculeuse qu'elles dépriment légèrement. Ces glandes, comparables à celles de Lieberkühn, auraient, d'après M. Sappey, leur extrémité profonde toujours simple, tandis que pour MM. Robin et Kölliker il en existe aussi de bifurquées. Leur structure consiste dans une membrane amorphe très-mince, tapissée intérieurement par un épithélium cylindrique. Ces glandes augmentent de volume et sont surtout visibles pendant la gestation ou à l'époque des règles; ce sont elles qui donnent lieu à la menstruation blanche qui précède et accompagne la menstruation sanglante. Entre ces tubes glandulaires cheminent les vaisseaux qui parcourent toute la muqueuse et viennent former sous l'épithélium un réseau vasculaire très-beau. Le revêtement épithélial de la muqueuse se compose de cellules coniques juxtaposées, dont la base tournee vers la cavité utérine est couverte de cils vibratiles qui se meuvent de bas en haut.

La muqueuse du col n'est pas non plus la même dans la cavité du col et sur le museau de tanche.

La muqueuse de la cavité du col, au lieu d'être

lisse et unie comme celle du corps, est inégale, rugueuse et présente des plis plus ou moins saillants que séparent des espaces de profondeur variable. Cette disposition est due à la présence des arbres de vie. Toutes ces saillies et les enfoncements correspondants sont tapissés par la muqueuse recouverte d'une seule couche d'épithélium dont les cellules cylindriques sont recouvertes de cils vibratiles. On y trouve des papilles d'autant plus nombreuses qu'on se rapproche davantage du museau de tanche. Niées par M. Sappey, décrites par MM. Tyler Smith (*Medic. chirurg. trans.*, t. V. p. 25, 1852) Kölliker et Cornil (*Journal d'anat. et de physiol.*, 1er juillet 1864), ces papilles peuvent affecter différentes formes; elles peuvent être allongées, ovoïdes, verruqueuses. M. Cornil les dit formées par un tissu conjonctif renfermant beaucoup de noyaux et parcourues dans toute leur longueur par un ou deux capillaires qui se recourbent en anse à leur extrémité libre.

L'épaisseur de la muqueuse est occupée par de nombreuses glandes décrites par M. Sappey sous le nom de glandes en grappes, opinion qui se rapproche de celle de M. Ch. Robin qui les considère comme des follicules pouvant avoir plusieurs culs-de-sac terminaux. Pour Kölliker, ce sont de simples excavations ou follicules muqueux. M. Cornil les divise en glandes tubuleuses simples et en glandes composées; les premières occupent particulièrement les points saillants de la muqueuse et les secondes le fond des anfractuosités. Entre ces limites extrêmes, il n'est pas rare de rencontrer quelques glandes tubuleuses simples présentant des dilatations pariétales. Ces glandes sont constituées par deux membranes, l'une externe, anhiste, très mince, l'autre interne, épithéliale, formée de cellules cylindriques plus petites que celles de la muqueuse. Ce sont ces glandes qui donnent naissance aux œufs de Naboth; mais, tant qu'elles n'ont pas subi cette transformation, elles sécrètent un liquide visqueux dont est remplie la cavité du col.

La muqueuse qui recouvre le museau de tanche commence à l'orifice du col et va se continuer avec celle du vagin, son épithélium est pavimenteux, stratifié, formé de cellules polygonales aplaties. On y trouve des papilles peu saillantes que l'inflammation rend plus sensibles en augmentant leur volume. Les glandes sont tubuleuses comme dans le corps de l'utérus, terminées par une dilatation ampullaire; leur membrane propre, difficile à voir, est tapissée par une seule couche d'épithélium cylindrique dépourvu de cils vibratiles.

La portion vaginale du col comme sa cavité, peut présenter des œufs de Naboth, kystes renfermant un liquide visqueux et provenant de la distension des glandes par leur produit de sécrétion (Ch. Robin). Néanmoins, les œufs de Naboth occupent de préférence la cavité du col et on les rencontre souvent en très-grand nombre sur des utérus de vieilles femmes.

Les détails anatomiques dans lesquels nous venons d'entrer étaient nécessaires et, bien qu'incomplets, ils sont suffisants pour nous permettre d'aborder un point de la pathologie utérine qui doit servir comme d'introduction à l'étude des polypes muqueux.

Dans un ouvrage très-remarquable (*Pathologie des tumeurs*, t. I, Paris, 1867), le professeur Virchow a tracé entre la peau et les muqueuses un parallèle que nous allons exploiter au profit de l'anatomie de certaines de nos tumeurs. Virchow compare les phénomènes qui se produisent souvent dans les glandes de la peau aux transformations dont les glandes muqueuses sont si fréquemment le siége; un pareil rapprochement devient inévitable quand on songe à l'analogie de structure qui existe entre la peau et les muqueuses. Ce que les anciens ont appelé tannes, loupes, athéromes, et les modernes tumeurs kystiques et folliculaires se produit sur les muqueuses comme sur la peau et spécialement sur la muqueuse utérine.

Dans les deux cas il y a accumulation d'un produit de sécrétion normal ou ultérieurement altéré dans des glandes oblitérées ou non, dilatées peu ou beaucoup, et dont les parois peuvent avoir subi des modifications. Du côté de la peau, ce sont les follicules pileux renfermant des débris d'épiderme, alimentés de graisse et de matière sébacée par les glandes du même nom, qui forment ces tumeurs folliculaires. Du côté de l'utérus, ce sont les glandes du col et les glandes tubuleuses de la cavité du corps. Ainsi naissent les œufs de Naboth. M. Ch.

Robin a montré, le premier, que ces œufs de Naboth provenaient de glandes distendues par leur produit de sécrétion.

Au début, ils renferment un liquide visqueux ou simple mucus auquel se joignent des éléments épithéliaux. Ces éléments, cylindriques et vibratiles dans le principe, s'altèrent à mesure que le kyste grossit; ils peuvent devenir pavimenteux et même se transformer en grosses cellules aplaties, à bord crénelé, munies de prolongements et en imposer presque pour des cellules spécifiques, c'est-à-dire semblables à celles que l'on rencontre d'habitude dans le cancroïde. Ces éléments épithéliaux détachés de la paroi du kyste subissent quelquefois la transformation graisseuse; d'autres fois, ils se ramollissent, se liquéfient et l'on n'y trouve que des débris de cellules, des noyaux libres; ces diverses altérations changent naturellement l'aspect du contenu. Un autre genre d'altération se traduit par un aspect blanc-jaunâtre, dû à la présence de globules purulents dans l'intérieur de la cavité kystique.

La paroi kystique, pendant ce temps, se modifie aussi; au début, elle s'hypertrophie, se vascularise, et Virchow n'est pas éloigné de penser que cette vascularisation, amenant une transsudation plus aqueuse du kyste, donne naissance à ces tumeurs identiques en apparence aux hydatides; plus tard, plusieurs kystes peuvent, par perforation réciproque de leurs parois, communiquer ensemble et produire une seule cavité s'ils étaient primitivement oblitérés, et dans le cas contraire un tissu à disposition aréolaire, assez semblable à une éponge.

Ces produits pathologiques diffèrent d'ailleurs d'aspect suivant le point de l'utérus où ils sont nés. Sur le museau de tanche, ils revêtent la forme de l'acné punctata ou de l'acné hypertrophique, et s'il y a en même temps hypertrophie du tissu du col avec développement variqueux de ses vaisseaux, Virchow donne à ce nouvel état le nom d'*acné hyperplasique du col utérin.*

Dans la cavité du col, les kystes étant passés à l'état chronique, la muqueuse entre en prolifération et il en résulte un polype.

Dans la cavité du corps, s'observe surtout la forme molluscum, due au groupement d'un grand nombre de kystes, et à ce sujet voici les paroles de l'auteur : « Les dilatations cystoïdes avec oblitération des orifices arrivent assez fréquemment dans les glandes utriculaires de l'utérus. » Si la tumeur formée par la réunion de ces kystes demeure sessile, on a la forme molluscum ; mais, s'il y a prolifération du tissu interfolliculaire, on a un polype. Le pédicule de ces polypes renferme peu de vaisseaux ; les parois de leurs vaisseaux sont d'ailleurs épaisses et contractiles.

Quant à la surface de ces polypes, elle est couverte de vaisseaux assez souvent dilatés, ce qui explique la métrorrhagie et la leucorrhée auxquelles ils donnent lieu.

CLASSIFICATION DES POLYPES DE L'UTÉRUS.—DIVISION DU SUJET.

Les polypes de l'utérus ont été différemment classés par les auteurs anciens et modernes, ce qui tient à ce que les anciens ne tenaient compte dans leurs classifications que de l'apparence de ces tumeurs, tandis que les modernes ont cherché dans l'anatomie leurs caractères distinctifs et différentiels. Aussi voyons-nous encore de nos jours les idées sur ce sujet se modifier à mesure que nos connaissances en anatomie normale ou pathologique deviennent plus étendues.

Levret, par exemple, divise les polypes en durs, charnus, sarcomateux et vivaces. Il suffit de changer les termes, de leur donner une signification anatomique pour avoir la division établie par les auteurs les plus modernes.

Malgaigne en distingue cinq espèces : les vésiculaires, les cellulo-vasculaires, les hypertrophiques, les môliformes, et les fibreux. Cette division est évidemment plus anatomique.

Robert Lee a approché encore plus près de la vérité; il admet quatre variétés : les polypes fibreux, folliculaires ou glandulaires, cystiques ou vésiculaires, muqueux.

M. Courty, dans son *Traité des maladies de l'utérus*, (Paris, 1866, p. 834), dit qu'il ne peut y avoir que trois espèces principales de polypes utérins : les vasculaires, les plus rares de tous; les muqueux, assez fréquemment observés ; les fibreux, de beaucoup les plus communs.

Nous avons vainement cherché une description dogmatique des polypes vasculaires. M. Courty, qui les admet, ne leur consacre que quelques lignes. Ces polypes ne seraient-ils pas une variété des polypes muqueux? Il semble que M. Courty, après avoir rappelé que quelques auteurs les ont niés, aurait mieux affirmé leur existence en les décrivant anatomiquement. Jusqu'à plus ample informé, nous les considérerons donc comme des polypes dérivés de la muqueuse et doués d'une vascularisation exceptionnelle.

Comment classerons-nous les polypes de l'utérus?

Les diviser en polypes fibreux et muqueux nous paraît être une inexactitude. En effet, si les polypes fibreux appartiennent à la classe des fibromes d'une façon absolue, les polypes muqueux sont tantôt simplement muqueux, tantôt fibro-muqueux. Voilà pourquoi nous préférons donner à chaque espèce un nom qui rappelle son élément caractéristique.

Nous décrirons par conséquent trois espèces de polypes :

Les polypes fibreux,

Les polypes glandulaires,

Les polypes épithéliaux.

Les polypes fibreux, étant de beaucoup les plus communs et représentant le type des productions polypeuses de l'utérus au point de vue de la physiologie pathologique et de la symptomatologie, seront décrits d'une manière toute spéciale dans un premier chapitre. Il n'y manquera que le traitement que l'on trouvera à la fin de notre travail, s'appliquant aux trois variétés de polypes. A propos de ces polypes fibreux, nous parlerons de ces fibroïdes pédiculés dont le tissu se continue avec le tissu utérin et que l'on peut considérer comme des hypertrophies partielles de l'utérus.

Dans un deuxième chapitre nous décrirons :

1° Les polypes glandulaires dont il existe deux variétés : ceux du col (utéro-folliculaires), ceux du corps de la matrice.

2° Les polypes épithéliaux. Une de leurs variétés n'a pas encore été décrite, du moins n'en avons-nous pas trouvé la description. Celle que nous donnerons sera basée sur l'observation d'une malade qui se trouvait en 1866 dans le service de M. le professeur Richet dont nous étions l'interne. L'examen micrographique de la tumeur a été fait par notre excellent ami le Dr Ranvier.

La fin de ce chapitre sera consacrée à l'exposé rapide des caractères particuliers que peuvent présenter les polypes glandulaires et épithéliaux relativement à leur physiologie pathologique, à leurs symptômes et à leur diagnostic. Ne voulant pas nous répéter, nous renverrons pour la description complète à celle des polypes fibreux.

Enfin, dans un troisième et dernier chapitre nous exposerons le traitement des polypes en général.

CHAPITRE PREMIER.

POLYPES FIBREUX.

ANATOMIE ET PHYSIOLOGIE PATHOLOGIQUE.

On rencontre très-souvent dans l'épaisseur du tissu utérin des tumeurs appelées corps fibreux, fibroïdes ou hystéromes. Cette dernière dénomination, par laquelle M. Broca les désigne, n'a pour but que d'indiquer leur structure. Combien de temps ces tumeurs restent-elles confinées au sein du parenchyme de la matrice? Il est difficile de répondre catégoriquement à cette question. Parfois elles restent constamment interstitielles; d'autres fois, et ce phénomène se produit surtout quand elles sont très-voisines de la muqueuse utérine, elles proéminent de plus en plus dans la cavité du corps ou du col de la matrice, suivant leur position primitive, et se créant un pédicule aux dépens du tissu utérin et de sa muqueuse, elles passent à l'état de polypes. Nous voyons, d'après cela, que le polype fibreux procède du fibroïde interstitiel, dont il représente une période plus avancée de développement. Par conséquent leur anatomie pathologique est la même, et lorsque nous aurons décrit le corps fibreux, nous n'aurons qu'à y ajouter les enveloppes et le pédicule pour connaître le polype complet.

Les polypes fibreux appartiennent au groupe des pseudoplasmes homœomorphes dont ils contituent une des espèces principales décrite sous le nom de tumeurs fibreuses ou fibromes. Effectivement la plupart des anatomo-pathologistes considéraient ces productions morbides comme formées de tissu fibreux normal, lorsque MM. Lebert et Ch. Robin, armés du microscope, démontrèrent dans ces tumeurs la présence de la fibre-cellule qui appartient aux muscles de la vie organique. Dès lors on a pu considérer ces pseudoplasmes comme une hypertrophie de l'élément fibro-musculaire de l'utérus. L'élément musculaire est admis par tout le monde aujourd'hui, et s'il existe encore quelques dissidences entre les auteurs, ce n'est qu'à l'égard de la genèse de ces produits pathologiques.

Ces tumeurs fibreuses, énucléées ou séparées de leur enveloppe, présentent un aspect nacré ou une coloration blanc mat. Leur consistance est dure, ferme, élastique, leur poids assez considérable, leur sensibilité nulle; ces caractères les distinguent aisément du tissu utérin. Il n'est pas rare cependant de les trouver rougeâtres, rouges et même foncées; mais alors elles ont subi un commencement d'altération, une sorte de macération qui les éloigne du type normal.

Si l'on pratique une coupe sur une de ces tumeurs, on la trouve formée d'un tissu blanc, nacré, très-résistant, criant sous le scalpel. Les fibres constituantes sont tantôt entre-croisées dans tous les sens, sans qu'on puisse leur assigner de directions déterminées, tantôt elles décrivent des courbes concentriques, et, comme l'a dit M. Cruveilhier, on leur reconnaît facilement plusieurs centres ou points de convergence. Quelquefois ces fibres forment en tourbillonnant des masses que l'on peut énucléer de la masse totale.

Nous allons indiquer, d'après M. Ch. Robin, les résultats fournis par l'analyse micrographique.

On y trouve quatre éléments :

Des fibres musculaires de la vie organique, des fibres de tissu cellulaire des éléments fibro-plastiques et une matière amorphe.

Les fibres musculaires de la vie organique entrent pour un quart dans la formation de ces tumeurs. Généralement cylindriques, d'un petit diamètre, finement granuleuses dans toute leur étendue, et possédant dans leur centre un noyau allongé ou ovoïde, accompagné ou non d'un nucléole, ces fibres sont réunies en faisceaux.

Les fibres de tissu cellulaire y sont aussi abondantes, et quelquefois plus que les fibres musculaires.

Les éléments fibro-plastiques, plus rares, sont dispersés au milieu des fibres de tissu cellulaire sous forme de noyaux libres ou de corps fusiformes.

La matière amorphe s'y trouve au contraire en grande quantité, finement granuleuse, reliant entre elles et si étroitement les fibres du tissu cellulaire qu'elle les rend quelquefois difficiles à isoler.

L'élément vasculaire manque complétement, caractère négatif qui suffirait à faire distinguer le tissu morbide du tissu utérin.

On n'y a jamais rencontré de nerfs.

Telle est, dans la grande majorité des cas, la structure des fibroïdes de l'utérus.

Exceptionnellement cette structure peut se montrer différente, c'est lorsqu'on a affaire aux polypes par hypertrophie du tissu utérin.

Nous avons actuellement sous les yeux une pièce que nous a communiquée notre excellent collègue M. Nepveu, et dont nous allons donner la description. Il s'agit d'une tumeur pédiculée qui était insérée sur le col de la matrice, et que M. Maisonneuve enleva au mois de juillet de l'année 1866.

La malade, âgée de 30 ans, présentait depuis deux ans les symptômes ordinaires des polypes de l'utérus : métrorrhagies, écoulements leucorrhéiques, douleurs dans les reins et au niveau des aines, anémie consécutive. Une tumeur très-dure, insensible, pyriforme, saignant au moindre toucher, grosse comme un petit œuf de poule, occupait la cavité du col, où le doigt pouvait la circonscrire facilement. L'insertion avait lieu sur le col, dans sa cavité et à gauche. — Extirpation au moyen de la ligature extemporanée. Guérison en quinze jours.

Après macération dans l'alcool à 36°, le polype ressemble absolument, comme forme, à une crosse de pistolet. Il a dans sa plus grande longueur 3 centimètres et demi, et dans sa plus grande largeur 2 centimètres et demi. La plus grande partie de sa surface est dépourvue de revêtement épithélial, et là où ce revêtement existe, il est réduit à un pavé, à une seule couche.

Le tissu est élastique, très-dur, criant sous le couteau ; la coupe en est d'un blanc mat parfait ;

sur certains points, on voit de petits espaces arrondis, légèrement transparents.

L'examen microscopique fait par M. le Dr Ranvier, montre que la tumeur est constituée par :

1° Des faisceaux de cellules musculaires représentant environ le tiers de la masse totale.

2° Une très-grande quantité de tissu connectif fasciculé entourant les fibres musculaires.

3° Des îlots mesurant quelquefois 1 millimètre d'étendue, dans lesquels on ne trouve que des cellules embryonnaires. Ce sont ces îlots qui forment ces espaces clairs, transparents, que l'on voit à l'œil nu sur les surfaces de section.

Nulle part on ne trouve ces masses tourbillonnées énucléables si fréquentes dans les corps fibreux ordinaires.

Ce tissu n'est pas vasculaire dans son épaisseur; mais à sa surface existent de nombreux vaisseaux veineux très-développés et se continuant avec ceux de la muqueuse utérine.

Connaissant la structure et la texture des tumeurs fibreuses de l'utérus, étudions maintenant leurs rapports, leurs connexions avec l'organe qui les renferme.

Il n'existe pas la moindre union entre le tissu utérin et ces tumeurs; cependant, comme il n'y a rien d'absolu, on a pu en trouver qui avaient contracté des adhérences avec ce tissu. M. le professeur Jarjavay particulièrement en a cité un cas remarquable dans sa thèse de concours. Mais ce sont des exceptions qui ne sauraient détruire la loi d'indépendance formulée par tous les chirurgiens de notre époque. Bien plus, ces adhérences, dont les tumeurs volumineuses ont seules le privilége, ne sont que l'indice d'un travail pathologique survenu entre le produit morbide et l'élément anatomique normal.

M. Velpeau a parfaitement caractérisé cette indépendance réciproque, en comparant le tissu de nouvelle formation à un corps étranger, comme il l'a fait d'ailleurs pour les adénoïdes du sein à l'égard du tissu mammaire.

Qu'ils soient pédiculés ou non, les fibroïdes sont entourés d'une atmosphère celluleuse qui accompagne encore chacune de ces tumeurs lorsque plusieurs se réunissent pour former une tumeur unique.

Cette enveloppe celluleuse peut donner naissance à des bourses séreuses comme MM. Verneuil et Fénerly en ont cité chacun un exemple. Le tissu cellulaire qui la compose est lâche et renferme des vaisseaux quelquefois très-volumineux; son importance ressort d'ailleurs de ce simple fait, qu'il est le point de départ des altérations que subissent souvent les fibroïdes. Des kystes ont pu s'y développer, y devenir hémorrhagiques ou suppurés; quelques-uns ont été assez volumineux pour qu'on ait pu les prendre pour des kystes de l'ovaire et les ponctionner comme tels. Mais nous croyons que là ne se borne pas son rôle, et si l'indépendance des corps fibreux est la condition de leur énucléation, nous pensons que le tissu cellulaire qui les entoure favorise leur instabilité, leurs glissements si faibles qu'ils soient et contribue ainsi à leur pédiculisation.

Le pédicule, nous l'avons dit, est la caractéristique de ces tumeurs; son étude est de la plus haute importance, non-seulement à ce point de vue, mais aussi au point de vue chirurgical.

Malheureusement elle est entourée encore d'une certaine obscurité qui tient à l'impossibilité de pouvoir l'observer à toutes ses périodes de développement. Nous ne saurions mieux faire pour déterminer la constitution de ce pédicule et de l'enveloppe du polype que de décrire la manière dont se fait la pédiculisation.

Il n'est pas dans l'utérus un seul point de son corps et de son col qui ne puisse bien être le point de départ d'un fibrome et par conséquent d'un polype. Nous verrons plus loin quel est leur siége le plus fréquent.

Néanmoins il est rationnel de penser, et l'expérience l'a démontré, que plus le fibroïde sera voisin de la cavité ou plutôt de la muqueuse utérine, plus il aura de tendance à se pédiculiser. Cette émigration du corps fibreux vers la cavité utérine, tient à plusieurs causes; les unes doivent être rattachées à la tumeur, les autres à la matrice.

Les causes inhérentes à la tumeur sont relatives à sa nature et à son siége. Le fibrome est lourd, plus lourd que le tissu utérin, par conséquent, sans même faire intervenir l'action de la pesanteur, on conçoit facilement sa tendance à proéminer dans la cavité utérine; son développement ultérieur agira aussi dans le même sens. D'un autre côté, s'il est peu avancé dans la profondeur du tissu utérin, s'il n'a au-dessous ou au devant de lui qu'une mince couche de ce tissu avec la muqueuse, s'il est même sous-muqueux, dans ce cas, trouvant moins de résistance vers la cavité de la matrice, il doit tendre à s'y précipiter.

Les causes inhérentes à l'organe sont la pression exercée par ses parois sur la tumeur, pression qui résulte de l'élasticité et de la contractilité de ses fibres musculaires; cette pression pourra être plus considérable, s'il survient des contractions physiologiques ou artificielles (ergot de seigle) ou pathologiques et produites par la présence du corps fibreux.

Rappelons aussi que l'indépendance même du fibroïde et son enveloppe celluleuse ne doivent pas être étrangères à cette évolution.

Voilà donc le fibroïde en voie de pédiculisation; il pousse au-devant de lui la muqueuse et tout ce qu'il rencontre de tissu utérin. S'il est sous-muqueux, il s'enveloppe petit à petit de la muqueuse qui, seule, constituera plus tard son pédicule; s'il est plus profondément situé, son enveloppe se trouve naturellement plus complexe : elle est formée par la muqueuse et une couche plus ou moins épaisse du tissu de la matrice, comme le pédicule le sera lui-même ultérieurement. Le temps que met le fibroïde à se pédiculiser complétement est très-variable et ne peut être évalué même approximativement. Ce qu'il importe de remarquer c'est que la pédiculisation se fait dans la cavité utérine sans l'intervention du col. On a voulu faire jouer au col un grand rôle dans cette évolution en prétendant que la constriction exercée par lui sur la tumeur, déterminait la formation du pédicule; c'est une erreur évidente et qui tombe devant les faits; beaucoup de polypes existent depuis longtemps sans avoir jamais franchi l'orifice du col, et d'autre part, on a vu des fibroïdes descendre du corps de l'utérus dans son col, tout en restant interstitiels, et grâce à un simple dédoublement de la paroi utérine. Cette constriction de la tumeur par le col pourra cependant être observée, mais le polype sera déjà formé depuis longtemps, il aura par sa présence excité maintes fois des contractions énergiques de l'utérus, il aura provoqué l'hypertrophie de cet organe, et le jour où le col se dilatera devant lui, il s'y engagera et subira alors réellement son étreinte. Si cette apparition du polype à travers l'orifice du col revêt un caractère intermittent, c'est-à-dire, si le col se dilatant et se contractant alternativement, le polype sort de la cavité utérine et y rentre alternativement, l'étreinte également intermittente finira par produire une élongation du pédicule, à moins que ce dernier très-épais et très-résistant n'entraîne avec lui la matrice incomplétement renversée.

La structure de l'enveloppe du polype et de son pédicule ressort naturellement des considérations qui précèdent. Elle a été méditée par les auteurs, principalement par MM. Hervez de Chégoin et Velpeau. L'enveloppe et le pédicule présentent toujours les mêmes éléments anatomiques, très-rarement formés par la muqueuse seule, presque toujours par la muqueuse et une portion du tissu utérin. Du côté de l'enveloppe, ces éléments ont éprouvé des modifications tenant à la compression à laquelle ils étaient soumis; les tissus s'y trouvent tassés, amincis, quelquefois ulcérés. D'autres fois, il s'est établi des adhérences entre la tumeur et la muqueuse utérine, plus rarement la muqueuse vaginale.

Le pédicule sera donc, lui aussi, fibro-musculaire, c'est-à-dire formé par du tissu utérin recouvert de la muqueuse, sauf les cas peu fréquents où la muqueuse seule le constituera; l'on suit parfaitement la continuité de ses fibres avec celles de la matrice, disposition que le chirurgien doit avoir toujours présente à l'esprit, surtout si ces fibres de la paroi utérine et du pédicule sont hypertrophiées. En pareil cas, la torsion du pédicule pourrait déchirer la paroi de la matrice et produire des accidents, voire même la mort, comme dans le cas du Dr Crisp cité par Oldham (*Guy's hospital reports*, april 1844).

On a décrit aussi au pédicule et à l'enveloppe de certains polypes une couche additionnelle recouvrant leur surface externe. Breschet, Hemming, Churchill, en ont cité des exemples. Nous pensons que l'on doit considérer cette couche additionnelle comme le résultat d'un état pathologique de la muqueuse, inflammatoire ou autre.

Dupuytren a signalé une disposition particulière de ce pédicule, celle où une partie de la tumeur se prolonge en s'effilant dans son centre. C'est en pareil cas que l'on a quelquefois appliqué une ligature sur le tissu même du polype.

Une question qui a toujours été agitée depuis l'époque où le traitement chirurgical par l'excision a été appliqué à la cure des polypes, c'est la question des vaisseaux du pédicule. Elle n'est pas encore résolue d'une façon péremptoire. Tous les auteurs s'accordent à admettre dans la muqueuse du pédicule, des vaisseaux; ces vaisseaux peuvent être très-volumineux, car ils subissent l'hypertrophie comme ceux de la muqueuse utérine dont ils sont une dépendance, et personne n'hésite à leur attriduer les battements qui ont été quelquefois sentis sur le pédicule.

Mais le centre du pédicule contient-il des vaisseaux allant directement de l'utérus au fibroïde? Malgré l'autorité de Bayle, de Dupuytren et de Breschet, qui en ont rapporté des exemples (Guyon, thèse d'agrég., 1860), il est permis de douter de leur existence et de penser que ces chirurgiens ont eu affaire à cette variété de polype qui provient d'une hypertrophie partielle du tissu de la matrice.

M. Hervez de Chégoin (*Journal de médecine et chirurgie* de Sédillot, 1827) parle d'un polype qui adhérait au tissu de la matrice par une espèce d'élongation de ce tissu, « c'était donc un véritable pédicule et cependant il ne renfermait pas de vaisseaux. »

M. Velpeau n'admet pas non plus leur existence. Cet auteur ne pense pas de même à l'égard des polypes hypertrophiques et s'exprimait comme il suit, le 5 décembre 1864, dans une de ses leçons cliniques à l'hôpital de la Charité :

« Il ne faut pas confondre la tumeur hypertrophique avec le polype fibreux. Quand on opère la première on est exposé à l'hémorrhagie ; quand on opère la seconde, on n'a rien à craindre. Dans ces tumeurs hypertrophiques, il y a hypertrophie des vaisseaux comme il y a hypertrophie du tissu utérin. Il est vrai que, pour arrêter l'hémorrhagie, on pourrait cautériser au fer rouge, mais c'est une opération qui n'est pas toujours exempte de dangers ; aussi les polypes par hypertrophie doivent-ils être opérés autrement que par le couteau. »

Le même jour le chirurgien de la Charité passait une chaîne d'écraseur autour d'un polype hypertrophique.

En présence de cette non-vascularité, on se demande comment les polypes peuvent vivre et s'accroître. Les chirurgiens de notre époque, et M. Richet surtout ont démontré que les cartilages articulaires, dont la structure est, on le sait, très-rudimentaire, vivent aux dépens des sucs qui leur sont fournis par les os et les synoviales; de même les corps fibreux vivent par imbibition aux dépens du tissu utérin ou de leur enveloppe, et, M. Cruveilhier l'a fait voir, il existe là un réseau vasculaire veineux très-développé, communiquant avec les veines utérines et d'autant plus considérable que la tumeur est plus volumineuse.

Forme, volume, aspect, siége des polypes fibreux.

Les polypes fibreux présentent en général une forme arrondie, sphérique ou ovoïde et pyriforme, dont la grosse extrémité est inférieure, tandis que la supérieure plus ou moins effilée se continue avec le pédicule en se prolongeant quelquefois dans son centre, comme nous l'avons dit plus haut. Telle est la forme type, mais il n'est pas rare de la voir se modifier, s'aplatir dans un sens ou dans un autre, comprimée par les parois utérines ou par des fibroïdesinterstitiels. D'autresfois, quoique beaucoup plus rarement, plusieurs corps fibreux voisins se réunissent pour donner naissance à un seul polype, auquel cas, ce dernier peut être très-irrégulier, présenter des bosselures séparées par des anfractuosités de profondeur variable. Ou bien le pédicule est extrêmement court, la tumeur n'est séparée de la paroi de l'utérus que par une rainure à peine appréciable et elle ressemble assez à un cylindre. N'oublions pas non plus que le col pouvant à un moment donné étreindre le polype, lui donne la forme d'un bissac.

Le volume oscille entre la grosseur d'un pois et celle d'une tête de fœtus. La science possède plusieurs exemples où la tumeur trop volumineuse n'a pu franchir la vulve, quoique saisie entre les branches du forceps et où il a été de toute nécessité de débrider en arrière sur le périnée (Dupuytren), ou de diminuer le volume du polype (Velpeau). Ces faits sont heureusement fort rares, et l'on peut dire qu'en moyenne, les polypes sont gros comme un œuf de poule, ou au plus comme un œuf de dinde.

Durs et élastiques, les polypes fibreux offrent au doigt qui les touche une consistance *sui generis* qui, dans son état normal, empêche de les confondre soit avec l'utérus déplacé ou renversé, soit avec d'autres affections de cet organe. Leur pesanteur et leur insensibilité aident encore à éviter la confusion. Leur surface est tantôt lisse, tantôt légèrement rugueuse. Enfin ils présentent une coloration qui est subordonnée à l'état de leur enveloppe; cette dernière peut être plus ou moins vasculaire, plus ou moins congestionnée, ce qui permet à sa couleur rouge normale d'être tantôt plus claire, tantôt plus foncée et même noirâtre.

Les auteurs ont tous cherché à fixer le siége ou plutôt le point d'implantation le plus fréquent de ces tumeurs. Disons, tout d'abord, qu'il n'est pas dans la matrice un seul point où l'on n'ait bien rencontré soit un fibroïde interstitiel, soit un fibroïde pédiculé. Il importait, avant tout, de savoir si la plus grande fréquence était pour le corps ou pour le col. Toutes les statistiques sont en faveur du corps, résultat auquel on devait s'attendre en raison de son volume. Aran fait remarquer, toutefois, que les fibroïdes du col sont plus communs qu'on ne pense; de son côté, M. Guyon observe qu'il est bien remarquable de voir le col parfaitement indemne et le corps criblé de tumeurs fibreuses, détruit même, comme dans une pièce de M. Huguier.

Malgré tout, le corps de l'utérus doit être considéré comme le siége de prédilection des fibroïdes; cela ressort du reste de la statistique suivante que M. Guyon a établie.

Sur 140 tumeurs appartenant à 132 utérus:

110 occupaient le corps,
21 — le col,
9 présentaient un siége mixte ou anormal.

Quoique cette statistique concerne les fibroïdes en général, nous pensons qu'aucune objection sérieuse ne pourrait l'empêcher d'être appliquée aux fibroïdes pédiculés.

La statistique de M. Guyon, précisant davantage le lieu d'insertion de ces tumeurs, justifie l'opinion d'Aran, qu'elles naissent surtout de la paroi postérieure de l'utérus.

Dans 52 cas,

22 étaient implantées sur la paroi postérieure,
18 — antérieure.
12 — le fond.

Comme siége exceptionnel, nous citerons le cas du Dr Chance, cité par Robert Barnes (*London Lancet*, 1851), où deux tumeurs fibreuses, symétriquement placées, oblitéraient complétement les deux orifices utérins des trompes de Fallope.

Rencontre-t-on plusieurs polypes dans un même utérus? Nous avons vainement cherché à nous renseigner à cet égard ; il nous est impossible de résoudre cette question. Certainement il n'est pas très-rare de trouver plusieurs fibroïdes interstitiels à côté d'un fibroïde pédiculé, mais deux polypes fibreux ensemble, cela doit être tout à fait exceptionnel ; par contre, la coexistence d'un polype fibreux et d'un polype glandulaire n'est point un fait rare.

Le polype fibreux, ainsi développé, peut rester stationnaire un certain temps, mais presque toujours il tend à être expulsé à cause de son augmentation de volume ou de l'élongation de son pédicule, toutes circonstances qui excitent les contractions de l'utérus et déterminent son hypertrophie. Enfin, il peut subir lui-même soit des altérations, soit des transformations que nous allons passer en revue sans oublier l'influence qu'il exerce sur la matrice à l'égard des déviations, chute, inversion ou renversement de cet organe.

Lorsqu'une tumeur fibreuse sessile fait saillie dans l'intérieur de la matrice, au lieu de la cavité utérine, on trouve, ainsi que l'a écrit M. Huguier, un infundibulum, un canal étroit, allongé, ou une cupule embrassant la tumeur. Le polype, au contraire, s'entoure d'une cavité en rapport avec sa forme, et par conséquent ovoïde ou arrondie ; cette cavité sera facilement parcourue par l'hystéromètre, qui ne sera arrêté qu'en un seul point, celui où s'insère le pédicule. Autour de cette cavité, le tissu utérin est hypertrophié et la muqueuse présente une augmentation de vascularité qui peut être énorme. L'utérus se trouve ainsi augmenté de volume, augmentation qui, dans des cas douteux, dit Aran, pourra servir à diagnostiquer l'affection. Ces faits prouvent évidemment que la tumeur agit ici, à la manière du fruit de la conception, et l'analogie devient plus grande encore, si l'on veut bien se rappeler les contractions comparables à celles de l'accouchement, que le polype détermine dans l'utérus et les modifications dont le col devient le siége.

Comme dans la grossesse, il arrive un moment où le col se ramollit, perd de sa hauteur et se dilate; le polype se présente alors à l'orifice et peut être vu. Quelquefois il s'engage assez pour être étreint par le col et prendre la forme de bissac; c'est dans des cas pareils, que des chirurgiens croyant trouver le pédicule là où s'était exercée l'action du col, ont porté une ligature sur la tumeur elle-même. D'autres fois, le col, après s'être dilaté et avoir permis au polype de se montrer, se referme, emprisonnant de nouveau la tumeur dans la cavité utérine. Le même manége peut se répéter plusieurs fois. Ce phénomène a été décrit par les auteurs, sous le nom d'apparition intermittente des polypes, particulièrement par Dupuytren, Gensoul, Aran, MM. Nonat et Bernaudeaux.—Dernièrement encore, notre collègue M. Larcher publiait, dans les *Archives de médecine* (janvier 1867), quelques observations relatives à ce fait. Que la progression du polype vers l'extérieur se fasse en une fois ou en plusieurs, elle est due aux contractions de la matrice et à son hypertrophie. Dès que le polype est dans le vagin, la pesanteur seule peut le conduire plus loin, voire même entre les cuisses de la femme.

Pendant ce temps, l'utérus s'est hypertrophié, vascularisé, contracté, mais là ne se bornent pas les modifications que le polype lui a fait éprouver. Sans parler du ramollissement fréquent de sa muqueuse, accompagné de sécrétion crèmeuse, blanchâtre ou rougeâtre, il a subi dans sa direction des changements en rapport avec le volume et le siége de la tumeur. Au début, il y a généralement exagération de son antéversion normale, mais il peut être porté en latéro-version, plus rarement en rétroversion. Plus tard, dit Aran, l'organe est repoussé en sens contraire de la tumeur par cette dernière qui prend son point d'appui sur les parois du bassin.

Lorsque le polype est descendu dans le vagin ou seulement dans le col, si le pédicule, au lieu d'être long et peu résistant, est court et épais, il pourra y avoir, lorsque l'insertion se fera sur le fond de l'utérus, inversion complète ou incomplète de l'organe. Si l'insertion se fait sur la paroi postérieure, c'est un abaissement qui se produira le plus souvent. Les polypes du col en se développant produisent aussi le même effet. On conçoit aussi que l'inversion et la chute puissent, dans certains cas, se combiner aux déviations.

Les polypes déterminent parfois des ulcérations par contact, soit sur le col, soit sur la muqueuse du vagin. Ces ulcérations ne présentent pas un grand intérêt; elles disparaissent avec la cause et ne sauraient en imposer pour des ulcérations cancéreuses.

Enfin, ces tumeurs peuvent elles-mêmes s'altérer et se transformer. Comme les fibroïdes interstitiels, elles peuvent s'atrophier ou subir la transformation calcaire, soit dans toute leur masse, soit simplement à leur périphérie. Le tissu cellulaire qui les entoure peut devenir œdémateux ou se creuser de kystes dont nous avons déjà parlé. On les a vus s'enflammer, se ramollir, suppurer, offrir dans leur épaisseur une ou plusieurs poches sanguines ou purulentes. Dans certains cas, ils tombent en gangrène, ce qui a pu faire croire à leur dégénérescence cancéreuse, niée aujourd'hui par tous les auteurs. Ces diverses altérations s'observent principalement pour les polypes arrivés dans le vagin ou à l'extérieur; il est bien rare que dans ce dernier cas leur enveloppe ne soit pas ulcérée.

Doit-on considérer comme un polype normal ou comme un polype altéré cette espèce de tumeur fibreuse insérée en général sur le col, caractérisée par la présence d'une cavité dans son centre? Levret, Richerand, Cloquet, MM. Velpeau, Bosredon, Dolbeau, en ont signalé des exemples. Ces tumeurs peuvent en imposer pour l'utérus, car on a vu leur cavité communiquer avec l'extérieur par un orifice ressemblant à s'y méprendre à l'orifice du col.

ÉTIOLOGIE.

C'est en vain que l'on mettrait son imagination

à la torture, la cause première de cette affection échapperait toujours. Certains auteurs n'ont pas manqué cependant de le faire; Bayle lui-même en accusait le célibat, et quant à la théorie de M. Cambernon qui considère les corps fibreux comme des ovules ayant fait fausse route, elle est trop facile et trop heureuse pour être vraie. Rechercher la cause des polypes dans la congestion périodique de l'utérus nous paraît être plus logique, c'est ce qu'ont fait quelques chirurgiens. Cette manière d'envisager le question a au moins l'avantage d'adapter la cause à l'effet en considérant les fibroïdes comme des adénoïdes.

Dupuytren et Malgaigne ont fait chacun une statistique, et, comme le fait remarquer M. Guyon, si ces deux statistiques ne concordent pas sur tous les points, elles ont au moins pour résultat de montrer que la plus grande fréquence des polypes a lieu de 30 à 50 ans.

Avant 30 ans et après 50 ans, les polypes sont rares, voilà un fait acquis.

En ce qui concerne leur origine, leur point de départ, la question, quoique plus près d'être résolue, ne l'est point encore. — Faut-il, à l'exemple de Vogel, considérer ces tumeurs comme des hypertrophies partielles du tissu utérin? Cette manière de voir semble justifiée par la présence, au sein des polypes fibreux, des éléments de ce tissu, particulièrement de la fibre musculaire lisse. C'est grâce aussi à cette fibre musculaire que M. Lebert considère les tumeurs fibreuses de l'utérus comme formant une variété à part dans le groupe des fibromes.

Par contre, nous avons la loi formulée par M. Velpeau à l'égard des adénoïdes de la mamelle. « Les formations accidentelles ont une tendance manifeste à revêtir quelques-uns des caractères de l'organe où elles se développent. Ainsi, dans la matrice, les tumeurs deviennent réellement fibreuses, au point de pouvoir être confondues quelquefois avec le tissu utérin, et ces formations accidentelles se développent aux dépens d'une matière exsudée, quelle qu'elle soit. » (Velpeau, *Traité des maladies du sein*, 2e édit., 1858.)

La meilleure preuve invoquée par l'illustre chirurgien, à l'appui de sa théorie, est l'indépendance formelle des adénoïdes au milieu du tissu de l'organe, quel que soit leur volume.

Blandin a professé à cet égard la même opinion que M. Velpeau, mais au lieu de faire dériver les polypes d'un épanchement dans l'épaisseur même du tissu utérin, il en localisait le point de départ dans les sinus veineux.

La pathologie cellulaire de Virchow explique tout autrement la formation des fibroïdes, comme elle explique d'ailleurs la formation de toutes les tumeurs spécifiques ou non. Virchow repousse l'idée de la génération spontanée au sein d'un blastème amorphe, et il fait tout dériver du tissu cellulaire préexistant. Pour Virchow, les polypes fibreux proviendraient d'une prolifération des corpuscules normaux du tissu cellulaire. Cette théorie, aussi simple que séduisante, est acceptée en Allemagne, mais elle ne l'est pas généralement en France où l'existence des corpuscules cellulaires de Virchow et Donders n'est pas admise par tous les micrographes.

SYMPTOMATOLOGIE.

Les symptômes provoqués par la présence d'un polype sont variables d'un sujet à l'autre, mais beaucoup moins que s'il s'agissait d'un fibroïde interstitiel ou d'un fibroïde sous-péritonéal. A l'égard de ces derniers, il n'est pas rare de trouver des tumeurs parfois volumineuses rester longtemps dans un silence complet et sans troubler en quoi que ce soit la santé de la malade. Très-souvent, en effet, l'autopsie montre dans des utérus de vieilles femmes des corps fibreux que rien n'avait fait soupçonner. En ce qui concerne les polypes, au contraire, l'exception est de les rencontrer alors qu'on ne les soupçonnait pas. Il faut bien savoir également que, si des polypes d'un certain volume n'amènent pas des troubles en rapport avec leur grosseur, on voit, par contre, de très-petits polypes donner naissance à de très-vives douleurs, à des hémorrhagies qui peuvent devenir mortelles, à des symptômes hystériformes. Ces phénomènes hystériques ont été particulièrement signalés par M. Courty qui dit les avoir vus cesser après l'ablation de la tumeur.

La métrorrhagie est certainement l'un des premiers symptômes, celui qui attire surtout l'attention, et encore, au début, ne la rapporte-t-on pas toujours à sa véritable cause; en effet, il est alors bien difficile de diagnostiquer un polype qu'on ne voit pas, qu'on ne peut atteindre par le toucher, l'utérus n'étant pas lui-même assez volumineux pour qu'on y puisse songer.

Il est des cas où l'hémorrhagie est précédée de leucorrhée, de sentiment de pesanteur dans le petit bassin, de tiraillements dans les aines et vers les lombes, de coliques utérines, de douleurs de voisinage et surtout de sciatique par compression. Rarement on observe de la constipation, mais fréquemment des troubles de la miction pouvant aller jusqu'à la rétention d'urine. Aran se demande si ces troubles de la miction ne dépendraient pas d'une exagération de l'antéversion naturelle de la matrice sous l'influence de la tumeur et par suite de compression de la vessie. Cette déviation utérine pourrait en même temps servir à expliquer l'absence ordinaire de constipation, sans qu'il soit besoin de recourir à la théorie du Dr Clarke (*Obs. on diseases of females*) qui ne s'applique d'ailleurs qu'à des fibroïdes interstitiels volumineux.

Mais l'hémorrhagie constitue le symptôme dominant par sa constance, son caractère et sa violence quelquefois extrême.

C'est, le plus souvent, au moment des règles qu'elle apparaît. Le flux menstruel est plus abondant, sa durée est plus longue; puis, peu à peu, les règles deviennent subintrantes, reparaissent tous les 20 jours et même tous les 15 jours. Entre chaque période menstruelle, on constate ordinairement une leucorrhée assez abondante, ne présentant pas toujours les caractères de la leucorrhée franche, pouvant être sanieuse, glaireuse, sanguinolente, légèrement fétide et accompagnant la métrorrhagie. Ces caractères de l'hémorrhagie doivent éveiller dans l'esprit du chirurgien l'idée d'un polype.

Plus rarement la métrorrhagie apparaît d'emblée et précédée de coliques plus fortes que celles que la femme éprouve d'habitude à l'approche des règles. Chez les femmes qui ont passé la ménopause, la métrorrhagie arrive, comme dans ce dernier cas, et selon la remarque d'Aran, il est rare qu'elles en éprouvent de la frayeur; c'est même quelquefois une satisfaction pour elles.

Les coliques expultrices qui accompagnent ces hémorrhagies peuvent acquérir une grande violence et simuler à s'y méprendre celles de l'accouchement. Elles acquièrent surtout ce degré de violence lorsque le polype s'engage dans le col et qu'il est sur le point d'être expulsé de la cavité utérine.

On le voit, ces accidents de règles métrorrhagiques ou de métrorrhagie constituent une des formes de la dysménorrhée. Comme dans cette affection, la douleur précède la perte, l'accompagne quelquefois, mais lui succède rarement. Les malades se trouvent presque toujours soulagées et, loin de redouter l'hémorrhagie, elles la désirent, sachant bien qu'avec elle leurs souffrances cesseront ou, tout au moins, perdront de leur intensité.

L'hémorrhagie constatée, nous devons rechercher avant tout d'où elle provient. Ses caractères nous indiquent sa source. Nous avons vu qu'elle n'est, en général, au début qu'une exagération du flux menstruel ; il y a donc également exagération dans l'activité fonctionnelle de l'organe, et le sang dans les deux cas provient de la muqueuse utérine. Seulement cette muqueuse est hypertrophiée et partant bien plus congestionnée que dans l'état normal. La muqueuse qui revêt le polype ne doit contribuer à l'hémorrhagie que dans le cas où, hypertrophiée elle-même, elle renferme, comme on en a cité des exemples, de véritables sinus. Mais ce n'est pas la règle. Que dire de la théorie de Levret qui expliquait l'hémorrhagie par la constriction du col sur le pédicule et l'engorgement consécutif de ses vaisseaux de retour? Elle tombe d'elle-même, puisque l'hémorrhagie précède souvent l'apparition du polype dans le col.

Les sécrétions provoquées par la tumeur peuvent devenir fétides. Le polype arrivé au contact de l'air peut s'enflammer, s'ulcérer, se gangréner ; inutile d'insister sur ces faits, car on prévoit facilement ce qui en peut résulter.

Citons comme un fait des plus rares celui où un polype est expulsé tout d'un coup et en une seule douleur sans s'être jamais manifesté.

Rappelons également que des polypes peuvent apparaître d'une manière intermittente à l'orifice du col, phénomène dont nous avons parlé à propos de la physiologie pathologique.

Comme symptômes généraux, des hémorrhagies répétées ou très-abondantes produisent assez souvent et en très-peu de temps une anémie plus ou moins profonde. Les tissus peuvent même prendre une coloration qui se rapproche de celle que l'on observe dans la cachexie cancéreuse. Parfois il y a des vomissements, tantôt sympathiques, tantôt dus à l'anémie.

En présence des symptômes que nous venons d'énumérer, le chirurgien devra naturellement songer à un polype, mais l'existence de la lésion n'a acquis aucune certitude, ce ne sont là que des signes de présomption.

Des signes beaucoup plus importants sont ceux que les auteurs décrivent sous le nom de signes sensibles ou objectifs.

Tous les moyens d'exploration doivent être ici employés : le toucher vaginal, le toucher rectal, le palper seul, ou combiné au toucher, le cathétérisme utérin, le spéculum lui-même. Le toucher vaginal est dans tous les cas le moyen qui doit primer tous les autres.

S'il s'agit d'un polype, le chirurgien aura à reconnaître qu'il y a tumeur et que cette tumeur a un pédicule.

Si le polype est encore confiné dans la matrice, le col étant complétement fermé, on ne pourra pas encore affirmer l'existence d'un polype ; le toucher rectal et le toucher vaginal avec le palper feront découvrir que l'utérus est plus volumineux et plus pesant qu'à l'état normal. Mais vienne l'époque menstruelle ou une hémorrhagie, le col sera entr'ouvert et le doigt introduit dans le vagin percevra dans l'orifice une tumeur, dure, arrondie, insensible, qui pourra être un polype ou un corps fibreux. S'il n'y a pas péril, on ne tentera pas autre chose et on se contentera de surveiller la malade, de la toucher à chaque retour des règles ou des hémorrhagies. On pourrait toutefois employer le procédé de Scanzoni qui consiste à saisir la tumeur avec des pinces de Museux et à chercher à lui imprimer des mouvements de rotation. Si ces mouvements s'exécutent, on aura affaire à un polype, sinon à un corps fibreux. Simpson use d'un autre artifice, il dilate le col avec l'éponge ou avec un dilatateur et va ensuite dans la cavité utérine reconnaître si la tumeur possède un pédicule.

Que le col soit dilaté naturellement ou artificiellement, un moyen précieux est celui que M. Huguier a particulièrement préconisé; il consiste à se servir de l'hystéromètre. Dans le cas de tumeur pédiculée, l'instrument les circonscrit en parcourant la cavité qui l'entoure, et il n'est arrêté qu'en un point, celui où s'insère le pédicule (1); de plus l'instrument pourra être senti soit par l'hypogastre, soit par le rectum. Dans le cas de tumeur sessile, la sonde utérine ne décrit qu'un arc de cercle dirigé d'avant en arrière ou transversalement. Tout en reconnaissant les services que peut rendre l'hysté-

(1) Tournant alors autour de la base d'implantation, il permettra d'apprécier sa largeur.

romètre, nous pensons que ce mode d'exploration doit être employé avec les plus grands ménagements ; il suffit, pour s'en convaincre, de se rappeler que la muqueuse peut être énormément congestionnée et par cela même très-disposée à l'inflammation, et que d'autre part, on peut avoir affaire à un fibroïde non pédiculé ayant déterminé derrière lui une atrophie considérable de la paroi utérine qui, entre des mains inexpérimentées, serait exposée à une rupture (1).

Si le polype est arrivé dans le vagin, s'il est inséré sur le col ou dans sa cavité, il sera bien plus facile de reconnaître son pédicule ; on pourrait être embarrassé cependant, s'il s'agissait d'une tumeur très-volumineuse ou ayant contracté des adhérences avec le vagin. En pareil cas, il faudra, suivant le précepte d'Antoine Dubois, chercher le col et constater ses rapports avec la tumeur.

MARCHE. — DURÉE. — TERMINAISONS.

Les polypes, une fois développés, amènent à peu près toujours de la métrorrhagie, symptôme dominant comme nous l'avons dit. Maintenant, qu'ils soient destinés à s'accroître, à rester stationnaires, à être expulsés spontanément, à s'atrophier ou à subir des transformations, il est impossible de

(1) Nous avons indiqué, comme dernier moyen d'exploration, le spéculum ; il viendra confirmer les signes constatés par le toucher et montrera le polype faisant saillie dans la cavité du col.

fixer une durée exacte à tous ces phénomènes. D'une façon générale, nous dirons que les polypes durent ordinairement plusieurs années. Si la femme est jeune et sa vie sexuelle très-active, on pourra songer à l'accroissement de volume du polype ; si la femme a passé la ménopause, la possibilité de sa diminution sera plutôt indiquée. Un fait des plus remarquables dans l'histoire des fibroïdes, c'est leur atrophie déjà observée plusieurs fois. Quoique mentionnée spécialement pour les corps fibreux, nous pensons que rien ne s'oppose à ce qu'on puisse en étendre le bénéfice aux fibromes pédiculés. M. Velpeau parle, dans ses cliniques, d'une demoiselle de 20 ans, qu'il vit en consultation avec Cazeaux et Bricheteau, et qui avait dans le ventre une énorme tumeur fibreuse. On ne pouvait songer à une opération, et, en désespoir de cause, un traitement par les fondants intus et extra fut conseillé ; grand fut l'étonnement de M. Velpeau, lorsqu'un an après, il revit cette jeune fille avec un ventre souple, ne présentant pas trace de tumeur.

Pendant notre internat chez M. Velpeau, en 1864, nous avons été témoin d'un fait semblable. Une femme, que M. Velpeau avait déjà soignée pour des corps fibreux multiples et assez volumineux, rentra dans le service quelques mois après, atteinte d'un rhumatisme articulaire aigu. Elle mourut subitement vingt-quatre heures après son entrée. A l'autopsie, nous ne trouvâmes dans la matrice que deux corps fibreux interstitiels, l'un du volume du pouce, l'autre gros comme un petit pois.

Cette atrophie spontanée, complète ou incomplète, n'a d'ailleurs rien d'étonnant et s'observe pour des tumeurs analogues qui se développent dans la mamelle, les adénoïdes du sein. Nous avons publié, en 1864, dans la *Gazette des hôpitaux*, l'observation d'une jeune fille de 14 ans et demi, qui était entrée chez M. Velpeau pour une adénoïde mammaire grosse comme un œuf de poule. La tumeur diminua rapidement sous l'influence de l'iodure de potassium à l'intérieur, et d'un bandage compressif sur la région du sein. Deux mois après son arrivée, cette jeune fille sortait avec sa tumeur réduite au volume du pouce.

M. Velpeau, qui a rencontré d'autres faits semblables, a conclu depuis longtemps à la possibilité de l'atrophie spontanée des adénoïdes du sein et de l'utérus, mais surtout après la ménopause.

Une terminaison non moins heureuse des polypes est leur expulsion spontanée, terminaison plus commune qu'on ne le pense, et dont la science possède un nombre respectable d'observations. Levret consacre à cette expulsion le quatrième article de son mémoire, en donne deux observations et rappelle que l'on en trouve dans Mauriceau, Donatus, Rhodius, F. Hoffmann et autres. Cette terminaison a lieu non-seulement pour des tumeurs possédant un pédicule long et grêle, mais aussi pour des tumeurs à peine pédiculées, comme nous en trouvons un exemple récent dans l'*Union médicale* du 25 décembre 1866. M. Bernutz présente à la Société médicale des hôpitaux une tumeur polypiforme expulsée après quelques douleurs peu intenses et dont voici la description :

C'est une masse charnue offrant la forme d'un rein ; elle a 14 centimètres de longueur, 5 centimètres de largeur dans sa partie moyenne qui est la plus renflée. Ce corps est revêtu d'une sorte de membrane lisse. ressemblant à une séreuse qui n'offre dans aucun point de trace de cicatrice. Il n'y a entre l'extrémité inférieure et l'extrémité effilée supérieure de différence autre, que la première est comme flétrie. A la coupe, cette masse présente l'aspect du tissu pancréatique. C'est une sorte de tissu spongieux d'un rose rougeâtre, entrecoupé par des cloisons celluleuses. Il y a seulement, dans quelques points de la partie centrale, des noyaux durs fibro-cartilagineux. L'examen microscopique a fait constater que le corps était composé de fibres musculaires utérines plus grosses que les fibres musculaires normales, et de tissu conjonctif.

Cette observation nous a paru intéressante, non seulement à cause des caractères de la tumeur. mais à cause des circonstances qui ont précédé son expulsion et dont nous allons parler.

C'est à la fin du mois de juillet 1866 que la malade, atteinte d'une perte abondante, entra dans le service de M. Bernutz, suppléé à cette époque par M. Siredey. —Tumeurs fibreuses interstitielles. tel fut le diagnostic porté, et comme le huitième jour de son entrée la malade perdait encore abondamment. M. Siredey n'hésita pas à prescrire de l'ergot de seigle. De violentes douleurs, semblables à celles de l'accouchement, se déclarèrent et prirent un caractère de violence tel, qu'il fallut renoncer à continuer l'emploi du médicament. Cinq jours après, la perte s'arrêta.

L'ergot de seigle n'a-t-il pas été dans ce cas la cause déterminante de l'expulsion de la tumeur ? Voyons les faits.

Il y avait deux ans que cette femme était atteinte de métrorrhagie qui se renouvelait souvent ; en 1865, elle fut soignée à l'Hôtel-Dieu par M. Barth. Ces pertes s'accompagnaient toujours de douleurs abdominales, mais non comparables à celles de l'enfantement. Pour la première fois, au mois de juillet 1866, elle éprouve à la suite de l'ingestion de l'ergot de seigle des coliques tellement violentes qu'il faut cesser l'emploi de ce médicament. Au mois de septembre, nouvelle perte qui s'accompagne pendant trois jours de véritables tranchées utérines, de coliques expultrices ; le col ne se dilate pas suffisamment pour qu'on puisse voir ou toucher le polype. Pendant tout le mois d'octobre, douleurs sourdes et continuelles. Le 3 novembre, on trouve dans le vagin, et descendant jusqu'à la vulve, un corps cylindrique d'un blanc rosé ; le col, dilaté comme une pièce de 5 francs, est aminci. Le 5 novembre, contractions utérines pendant plus d'une demi-heure ; on les calme avec du laudanum. Le matin du 6 novembre, après quelques petites douleurs peu intenses, le polype est expulsé.

Pour nous, il ressort de ces faits qu'avant l'administration de l'ergot de seigle la tumeur était parfaitement interstitielle; tel avait été, du reste, le diagnostic de MM. Barth et Siredey. Mais ce médicament a déterminé l'évolution de la tumeur vers la cavité utérine. A partir de ce moment le corps fibreux a agi à la manière des polypes, déterminant lui-même des contractions de l'utérus, des douleurs expultrices sous l'influence desquelles a eu lieu son expulsion.

Nous tenons à rapprocher cette expulsion que nous croyons artificielle, des expulsions dites spontanées, parce que nous pensons que l'ergot de seigle, administré pendant une métrorrhagie produite par un corps fibreux, ne saurait être suivi, en général, d'un résultat fâcheux, et qu'au contraire il peut provoquer l'expulsion du fibroïde. La seule circonstance qui pourrait en contre-indiquer l'emploi est celle où la matrice est extrêmement amincie au niveau de l'implantation du corps fibreux. Cette circonstance est heureusement assez rare et pourra être facilement prévue lorsque par le palper on trouvera la tumeur pour ainsi dire en contact avec la paroi abdominale.

Le 21 novembre 1866, la malade de M. Bernutz sortait pour aller au Vésinet.

Les polypes utérins peuvent subir la transformation calcaire, et si l'on consulte le Mémoire de Louis sur les concrétions calculeuses de la matrice (*Mém. de l'Acad. roy. de chir.*), on voit qu'Hippocrate, Michel Morus, Aétius, A. Paré, Foubert, Morand, etc., ont vu et cité des faits semblables.

Ils peuvent également se ramollir, suppurer, tomber en gangrène. Quoique la guérison ait été parfois le résultat de pareilles altérations, elles ne sont guère à souhaiter à cause des accidents de résorption et d'infection putride qu'elles peuvent entraîner.

DIAGNOSTIC.

Il a déjà été question du diagnostic à propos des signes objectifs présentés par les polypes. Nous avons indiqué les moyens d'aller à la découverte du pédicule dont la présence distingue les polypes des fibroïdes interstitiels et sous-muqueux. Il s'agit maintenant de passer en revue les affections qui pourraient en imposer pour un polype, et d'indiquer les caractères qui permettront d'éviter la confusion. Ces affections sont la cystocèle, la hernie vaginale, l'hypertrophie du col utérin, le prolapsus ou chute de matrice, l'inversion utérine et les excroissances cancéreuses en forme de chou-fleur. Il nous faudra également dire quelques mots de la grossesse ; c'est par elle que nous allons commencer.

Grossesse. — Les troubles sympathiques produits par la grossesse sont quelquefois liés à la présence d'un polype, mais il est à peu près toujours facile d'éviter l'erreur ; la persistance des règles avec ou sans métrorrhagie éloignera tout d'abord l'idée d'une grossesse. Cependant il ne faut pas trop se hâter de conclure, car si la suppression des règles est la condition ordinaire de la grossesse, on peut voir exceptionnellement des femmes grosses avoir leurs règles, et d'autre part un polype peut compliquer la grossesse. En pareil cas, la règle de conduite doit être d'observer souvent la malade, principalement aux époques menstruelles ; alors on pourra par le toucher ou le cathéter sentir le polype. Si l'on soupçonnait une grossesse compliquée de tumeur, on devrait s'abstenir d'aller avec la sonde utérine à la recherche du pédicule ; cette manœuvre provoquerait presque à coup sûr l'avortement qui ne doit être le fait du chirurgien que dans les cas où la vie de la femme est compromise. S'il n'y a pas urgence il faudra donc patienter, puis vers le quatrième ou le cinquième mois, le ballottement, s'il y a grossesse, lèvera les doutes, et un peu plus tard le diagnostic serait confirmé par les bruits du cœur fœtal et les mouvements fœtaux.

La *cystocèle vaginale* sera difficilement confondue avec un polype ; elle se traduit par une tumeur molle, recouverte par la muqueuse vaginale, facile à réduire, diminuant dans le décubitus dorsal et l'état de vacuité de la vessie, augmentant dans la station verticale et l'état de plénitude de l'organe. La miction est souvent difficile, quelquefois douloureuse, l'action de toucher la tumeur fait naître des envies d'uriner. Enfin le cathétérisme vésical indiquant la déviation de l'urèthre, sa direction anormale en bas et en avant sera le signe le plus péremptoire de la cystocèle.

Les *hernies vaginales* (rectocèle et entérocèle)

proéminant dans le cul-de-sac vagino-rectal ne constituent pas une difficulté. Leur siége, leur réductibilité avec gargouillement suffiraient à les distinguer des polypes.

Allongement hypertrophique du col. — Des polypes du col ou des polypes du corps de l'utérus, faisant saillie dans le vagin, peuvent être confondus avec l'allongement hypertrophique du col, décrit par M. Huguier. On sait en effet que cette hypertrophie peut donner lieu à une tumeur plus volumineuse à son extrémité libre qu'à sa racine ; l'orifice du col peut être oblitéré ou dévié, ce qui arrive surtout lorsque l'une des lèvres s'étant développée anormalement, l'autre a conservé son volume normal ou s'est même atrophiée. Par contre, les polypes du col, comme l'observe M. Huguier, se continuent souvent sans ligne de démarcation bien tranchée avec le cul-de-sac utéro-vaginal correspondant.

Le diagnostic sera basé ici sur la recherche du col et de l'orifice utérin.

Si on a affaire à un polype, on trouvera avec le doigt et plus aisément parfois avec la sonde utérine, un anneau, un bourrelet formé par le col, entourant la racine de la tumeur; au niveau de cet anneau, la sonde pénétrera dans la cavité utérine.

S'il y a allongement hypertrophique du col, le bourrelet que nous venons de signaler autour du polype n'existe pas, et l'on ne peut trouver au niveau de la racine de la tumeur, un orifice qui conduise la sonde dans la cavité de l'utérus.

L'embarras pourrait être plus grand, si l'on se trouvait en présence de certains polypes creux. présentant un orifice assez semblable à celui du col. Il faudra ici chercher deux orifices, celui de la tumeur. placé au-dessous, celui du col, situé au-dessus, et introduire en même temps un hystéromètre dans chacune des cavités.

Quant à l'allongement hypertrophique du col avec perfection des formes, c'est-à-dire portant également sur ses deux lèvres et ne produisant pas son oblitération, il ne pourra en imposer pour un polype, le col est voisin de la vulve, et l'hystéromètre introduit parcourt une cavité mesurant en général entre 8 et 13 centimètres. Nous en avons vu dernièrement un exemple à la consultation de M. Nonat : le col était à la vulve, les cavités réunies du col et du corps mesuraient 12 centimètres.

Prolapsus utérin. — Le diagnostic ici diffère peu du précédent. Il faudra encore rechercher le col et la cavité de l'utérus, employer deux hystéromètres, en cas de polype creux doué d'un orifice. Le palper abdominal et le toucher rectal montreront en outre que l'utérus n'est plus à sa place. La forme de la tumeur est différente; l'utérus en prolapsus présente naturellement sa grosse extrémité en haut et sa petite en bas; le contraire a lieu pour le polype. Le cathétérisme vésical signalé par Levret (obs. 4) indiquera si la vessie est abaissée et l'urèthre dévié (prolapsus) ou si la vessie est dans sa situation normale (polype).

Le *renversement de l'utérus* est l'affection qui a le plus souvent occasionné des méprises. Non-seulement on a pris un polype pour la matrice renversée; mais on a pris la matrice pour un polype, erreur déplorable dont on prévoit les conséquences funestes. La raison en est que rien ne ressemble plus à un polype qu'une inversion de matrice. Dans les deux cas la tumeur est globuleuse, arrondie, son extrémité inférieure est la plus volumineuse, et la supérieure pénètre manifestement dans le col. Cette dernière disposition manque lorsqu'il y a inversion complète, et alors le col étant lui-même renversé, il y a continuité sans ligne de démarcation entre la tumeur et le vagin. Mais ce renversement complet est rare.

La main, appliquée sur l'hypogastre, indiquera presque toujours si la matrice a conservé sa place; nous disons presque toujours parce qu'il peut se faire que la paroi abdominale soit trop épaisse ou pas assez dépressible pour permettre ce mode d'exploration. L'absence de l'utérus, constatée par le palper, est l'indice d'un renversement ou d'un prolapsus. Si l'on pouvait sentir la dépression en cul-de-fiole de Mauriceau, l'existence de l'inversion serait certaine.

Par le toucher rectal, on constate également si la matrice est en place; et dans le cas de renversement, le doigt étant dans le rectum, si l'on introduit une sonde dans la vessie, on peut conduire le doigt et la sonde l'un au devant de l'autre et les faire toucher médiatement dans le point qu'occupe l'utérus à l'état normal.

Le diagnostic sera complété par le toucher vaginal et le cathétérisme utérin. Le doigt, s'il y a un polype, peut suivre le pédicule et sentir si son insertion a lieu sur le col ou dans la cavité utérine; si le polype était très-volumineux et gênant l'introduction de la main dans le vagin, on remplacerait avantageusement le doigt par la sonde utérine. La sonde, dans tous les cas, devra être introduite dans l'utérus pour constater la présence de la cavité et y poursuivre le pédicule jusqu'à son insertion. Si, au contraire, c'est un renversement incomplet, le doigt ou la sonde ne pénètrent que très-peu avant dans le col en suivant le pédicule. Il y aura là un point d'arrêt, une rigole circulaire, où la continuité entre la tumeur et la paroi utérine sera manifeste.

Le renversement complet, fort rare, comme nous l'avons dit, se reconnaît facilement à la continuité qui existe entre la tumeur et la paroi vaginale.

Le diagnostic repose donc en grande partie sur la recherche du col; eh bien, il y a des cas où le col est tellement effacé, aminci, qu'on ne peut le trouver qu'avec la plus grande difficulté; la sonde utérine est alors de la plus grande utilité.

Très-souvent le polype est compliqué de renversement incomplet; l'opérateur doit toujours avoir cette disposition présente à l'esprit. Pour la constater, on se servira des mêmes moyens que précédemment; l'absence du fond de l'utérus dans l'hypogastre, le cul-de-fiole de Mauriceau, quand on le rencontrera, établiront dans le premier cas la présomption, dans le second la certitude. Le cathétérisme utérin permettant de reconnaître la forme de la cavité utérine et l'insertion du pédicule, sera indispensable pour confirmer les autres signes.

Enfin, dans des cas où la distinction entre un polype et l'utérus renversé sera entourée des plus grandes difficultés, on pourra avoir recours à un moyen qui n'est pas infaillible, mais qui pourra acquérir de la valeur s'il concorde avec d'autres signes : il consiste à apprécier la sensibilité de la tumeur en la piquant, par exemple, avec une simple aiguille. Ce moyen n'est certainement pas héroïque; car si la tumeur fibreuse est insensible, l'utérus ne possède pas, on le sait, sauf quand il est enflammé, une grande sensibilité; mais, quand le diagnostic est difficile, il ne faut négliger aucune méthode d'exploration. Il n'est point rare de voir un diagnostic basé sur la concordance de plusieurs signes qui séparément n'ont qu'une valeur très-minime.

Cancer. — Les polypes du corps de l'utérus produisent assez souvent un écoulement qui peut être séreux, séro-purulent, purulent, fétide ; ils peuvent s'enflammer, suppurer, s'ulcérer, se gangrener. Tous ces phénomènes pourraient faire croire à un cancer; cependant nous ne croyons pas la confusion possible. Les douleurs lancinantes et persistantes, la fétidité *sui generis* des liquides qui sont quelquefois en très-grande abondance, la cachexie avec coloration jaune-paille de la peau, caractérisent suffisamment les altérations cancéreuses. Tout le monde sait avec quelle facilité, dans la majorité des cas, on reconnaît le cancer. Combien de fois avons-nous entendu notre maître, M. le professeur Velpeau, nous dire en voyant une femme qui venait le consulter : Cette femme doit avoir une affection utérine de nature cancéreuse. Il y a en effet dans le facies utérin lié à une dégénérescence cancéreuse quelque chose de spécial. Maintenant cette femme est au lit et vous la découvrez, ou bien vous soulevez ses vêtements pour la toucher, immédiatement vous êtes saisi d'une odeur des plus nauséabondes et que l'on n'oublie jamais quand une fois on la possède bien.

D'ailleurs le cancer primitif du corps de l'utérus est très-rare, il demeure très-rarement limité et s'étend fréquemment aux organes voisins.

La cachexie anémique, l'infection putride ne sauraient être confondues avec les phénomènes généraux propres au cancer.

Le cancer du col est quelquefois dur, bosselé, et simule un polype. Au début l'erreur est difficile à éviter, les signes objectifs n'étant point ici d'un grand secours. Il faudra alors prendre en considération l'âge de la malade, ses antécédents héréditaires, savoir si ses douleurs ont un caractère lancinant, si elles sont persistantes. Si le cancer est ulcéré, il n'y a pas de méprise possible, il saigne facilement, s'étend rapidement, envahit les parois vaginales. Ces caractères le feront distinguer du polype, qui, même dans les cas de ramollissement, suppuration, ulcération, reste toujours pédiculé et n'a aucune tendance à envahir les parties environnantes.

Les excroissances cancéreuses en chou-fleur se distinguent par leur forme et l'étendue de leur implantation. En cas de doute, on pourrait, comme le conseille Churchill, avoir recours au microscope.

PRONOSTIC.

Les polypes fibreux de l'utérus sont une affection absolument locale. Les cas de récidive qu'on a cités doivent être envisagés comme ayant trait à des fibroïdes qui se sont pédiculisés consécutivement à l'ablation d'un premier polype. Ce que nous avons dit des corps fibreux, en décrivant l'anatomie pathologique, justifie pleinement cette manière de voir. Jamais ils ne subissent la dégénérescence cancéreuse. Le polype est donc par lui-même une affection bénigne, sauf les cas très-rares où devenant gangréneux, il expose la malade à l'infection putride. Son véritable danger vient des hémorrhagies qu'il provoque, d'où résultent très-souvent l'anémie la plus profonde et les fâcheuses conséquences qu'elle peut entraîner. La mort arrive quelquefois à la suite de ces pertes répétées et abondantes si l'art n'intervient pas. Quoique la nature se charge parfois des frais de la guérison, presque toujours l'ablation du polype est indiquée, surtout lorsqu'il est facilement accessible, c'est le seul moyen de mettre fin à ces métrorrhagies qui épuisent la malade et peuvent entraîner la mort. L'ablation est principalement indiquée lorsque la malade presque exsangue perd encore du sang. Bon nombre de femmes opérées dans ces circonstances ont été pour ainsi dire ressuscitées. La temporisation n'est guère permise que dans le cas où la femme est très-pusillanime, le polype difficilement accessible et les hémorrhagies non compromettantes pour sa vie.

CHAPITRE II.

1° POLYPES GLANDULAIRES DU COL DE L'UTÉRUS.

(*Polypes utéro-folliculaires.*)

Ces polypes, nous l'avons dit plus haut, sont connus depuis peu. Les anciens les avaient vus certainement, ils les avaient même qualifiés, mais il est inutile de rechercher en quels termes, puisque leur nature leur était inconnue. Parmi les modernes, Portal et Gooch les ont signalés. Portal surtout, quand il dit que des excroissances naissent quelquefois au col de l'utérus par hypertrophie des follicules de cette partie (cité par Robert Lee, *Gazette médicale*, 1838).

Robert Lee et Oldham sont encore plus explicites. Robert Lee (*Gazette médicale*, 1838) admet quatre variétés de polypes, la quatrième est constituée par l'hypertrophie des glandes ou *ovula Nabothi*.

Oldham (*Guy's hospital reports*, april 1844) parle

des polypes fibreux et ajoute : « Un polype constitué d'une manière toute différente a été bien décrit par le Dr Robert Lee.» Suit la description qui se rapporte parfaitement à un polype utéro-folliculaire. «Depuis cette époque, continue Oldham, j'ai vu un autre utérus renfermant une production semblable quoique plus petite, c'était chez une femme morte à l'hôpital des suites d'un empyème et d'une bronchite; aucun trouble n'avait fait soupçonner chez elle une lésion utérine. On voyait implanté sur la lèvre antérieure du col un petit polype formé par un certain nombre de kystes remplis d'un fluide transparent, le tout recouvert par la muqueuse. De la partie latérale gauche et proéminant dans la cavité utérine environ 2 lignes au-dessus du col, naissait une autre petite production polypeuse constituée par un amas de petites cellules rondes ressemblant à des perles, réunies entre elles par un beau tissu fibreux et suffisamment distendues par un mucus demi-opaque, pour paraître dures. L'idée me vint qu'il devait y avoir analogie de formation entre ces deux polypes et que, si l'un s'était développé dans le col aux dépens des glandes de Naboth, l'autre s'était développé dans la cavité de l'utérus aux dépens des glandes utérines; ce qui me confirma dans mon idée, ce fut la présence d'un certain nombre de petites vésicules à la surface de la muqueuse de la cavité utérine au voisinage même du polype.»

On ne pouvait mieux préciser la nature anatomique, le point de départ des polypes glandulaires du col et du corps de l'utérus.

M. Huguier, en 1847 (*Mémoires de la Société de chirurgie*) décrivit les polypes utéro-folliculaires beaucoup mieux qu'on ne l'avait fait avant lui.

M. Luna, dans sa thèse inaugurale (Paris, 1852), réunit la description de M. Huguier et les recherches micrographiques de M. le professeur Robin.

Peu de travaux ont paru depuis sur ce sujet : nous mentionnerons la thèse de Martin (1859), celle de M. Monnoye (1864), et le livre du professeur Virchow, intitulé : *Pathologie des tumeurs* (t. I, Paris. 1867).

Les polypes utéro-folliculaires sont des tumeurs dont le caractère spécial est d'être formées par les glandes du col plongées dans du tissu utérin entré en prolifération pour les contenir et leur former un pédicule. Ces glandes peuvent être considérablement hypertrophiées, ou profondément modifiées. De là le nom de polypes folliculaires hypertrophiques qui leur a été donné par quelques auteurs, dénomination qui a l'avantage d'indiquer leur caractéristique anatomique et leur nature pathologique.

La forme, le volume, la texture et même la structure de ces productions varient de l'un à l'autre, grâce à la situation superficielle ou profonde de l'élément glandulaire et aux altérations qu'il a pu subir. La forme qui leur est le plus souvent attribuée dans les observations, est celle d'une figue ou d'un battant de cloche. Cette dernière a été observée par Boivin et Dugès, et la gravure en est reproduite dans presque tous les traités de gynécologie. Il n'est pas rare non plus de les voir affecter la forme d'une cerise; c'est principalement quand un seul œuf de Naboth, superficiel, s'est développé pour former un polype conjointement avec la muqueuse (1).

Le pédicule est très-souvent long et grêle, comme dans le battant de cloche; d'autres fois il ressemble à une queue de figue. Enfin, il peut être très-court et la tumeur à peu près sessile, disposition qui tient à ce que les glandes se sont développées dans la profondeur du tissu du col utérin, et non à sa surface.

Le volume n'est pas moins variable. Il est surtout en rapport avec le nombre de glandules et leur degré d'hypertrophie. Sur le museau de tanche, les glandules sont toujours moins nombreuses que dans la cavité du col. Toutefois ce volume est rarement considérable, et si l'on a vu ces tumeurs devenir grosses comme une tête de fœtus, il est bien plus fréquent de les trouver de la grosseur d'une noix ou d'une noisette.

Leur surface lisse, luisante, glisse sous le doigt à cause du mucus que sécrètent les glandes hypertrophiées. On y remarque un nombre plus ou moins considérable de petites saillies, arrondies, grosses

(1) D'une manière générale, on peut dire qu'ils sont ovoïdes ou conoïdes.

comme un grain de mil ou comme un pois, et parfois beaucoup plus volumineuses. Ce sont autant de glandes hypertrophiées, dont l'orifice est quelquefois obturé, mais s'ouvre le plus ordinairement à la surface de la muqueuse qui revêt le polype. Aussi a-t-on pu comparer ces productions à l'ovaire et à une amygdale. Effectivement, chacune de ces ouvertures conduit à une cavité tantôt unique, tantôt communiquant avec les cavités voisines.

La muqueuse qui revêt le polype ne présente pas toujours les mêmes caractères. Souvent hypertrophiée et congestionnée, elle donne à la tumeur une coloration rouge très-prononcée. L'état de congestion de cette membrane peut être porté beaucoup plus loin : de véritables sinus veineux peuvent se développer dans son épaisseur, sillonner sa surface de lignes bleuâtres, et faire ainsi participer le polype à leur coloration. Cette disposition vasculaire doit constituer certainement une des formes les plus fréquentes de cette variété de polypes que l'on a appelés vasculaires. Ces états différents de la muqueuse expliquent les différences de coloration que présentent les tumeurs utéro-folliculaires, tantôt rouges, tantôt d'un gris bleuâtre, tantôt foncées. La coloration grisâtre s'observe principalement lorsque les follicules sont devenus kystiques par oblitération de leur orifice, et que leur contenu a commencé à subir la régression graisseuse.

Tel est l'aspect ordinaire de ces polypes, celui que les auteurs ont tous décrit. On comprendra qu'il n'en doive pas toujours être ainsi, les produits pathologiques ayant en général peu de tendance à demeurer stationnaires.

Comme nous l'avons vu, les glandes hypertrophiées peuvent devenir complétement closes. Sous l'influence d'une notable augmentation de volume et de leur compression réciproque, leurs parois peuvent disparaître en un point et leur cavité se confondre. C'est ainsi qu'on peut rencontrer des polypes avec des cavités assez vastes, ou même des polypes ne présentant qu'une seule cavité s'ouvrant par un orifice situé dans l'axe du col utérin, et tapissées à leur intérieur par une membrane muqueuse. On a dit, il est vrai, que cette cavité unique pouvait résulter de la dilatation excessive d'un seul œuf de Naboth. Il ne nous a pas été donné de pouvoir vérifier le fait. Dans ce cas de cavité unique et assez vaste, l'orifice est souvent arrondi, mais quelquefois fissural et transversalement dirigé, ce qui a pu faire croire à un prolapsus utérin, d'autant plus qu'à l'époque des règles on constate qu'il est le siége d'un écoulement sanguin.

Le pédicule formé tantôt par la muqueuse, lorsque le polype est très-petit et superficiel, tantôt par la muqueuse et le tissu utérin, contient également des glandes à différents degrés de modification.

Si l'on pratique une coupe sur une de ces tumeurs, on tombe sur un tissu d'aspect fibreux, ressemblant en tous points au tissu utérin, c'est-à-dire qu'il est dense, élastique, blanchâtre. Ce tissu sert en quelque sorte de substratum à un grand nombre de vésicules le plus souvent transparentes, dont le volume varie entre celui d'un grain de millet et celui d'un pois (Huguier). Celles de ces vésicules ou œufs de Naboth, qui sont superficielles, s'ouvrent fréquemment, ainsi que nous l'avons vu, à la surface de la muqueuse, quelquefois elles sont closes (1).

La disposition respective de ces deux éléments, tissu fibreux et vésicules, l'un vis-à-vis de l'autre, n'est pas toujours la même : ou bien le tissu fibreux est irrégulièrement réparti entre les vésicules, ou bien, s'étant dans le principe constitué lui-même à l'état de tumeur, il a soulevé et poussé au-devant de lui la muqueuse et les vésicules entre lesquelles il a, sa prolifération continuant, envoyé des prolongements.

Il y a donc à étudier la structure de l'élément fibreux et celle de l'élément kystique ou vésiculaire.

L'élément fibreux se présente sous deux formes ne différant entre elles que par la présence de fibres musculaires dans l'une et son absence dans l'autre. Dans le premier cas, il est constitué par des faisceaux de fibres musculaires de la vie organique, généralement cylindriques, renfermant un noyau et quelquefois un nucléole, par des fibres de tissu

(1) Quelquefois, au lieu de ce tissu fibro-vésiculaire, on rencontre un tissu aréolaire, dû à la communication des vésicules entre elles, par suite de la disparition d'une partie de leurs parois.

cellulaire assez abondantes, par des éléments fibro-plastiques et une matière amorphe finement granuleuse. Dans le second cas, ces mêmes éléments existent, à l'exception de la fibre musculaire. C'est dire que tantôt il y a simplement prolifération de la muqueuse et tantôt prolifération de cette membrane et du tissu utérin.

L'élément kystique, susceptible de se modifier, mérite une description plus spéciale.

Le kyste est formé par deux membranes : l'une externe, composée de tissu conjonctif au milieu duquel on trouve quelques fibres de tissu dartoïque et des vaisseaux capillaires très-déliés; elle est la plus épaisse. La membrane interne a l'aspect d'une séreuse; elle est lisse, luisante, formée par du tissu conjonctif très-ténu membraniforme, renfermant dans ses mailles un grand nombre de capillaires très-fins. La face interne de cette membrane est tapissée par un épithélium cylindrique dont les cellules se détachent de la paroi à mesure que le kyste devient plus ancien.

A ces deux membranes on en a ajouté une troisième pour les kystes profondément situés ; cette troisième membrane serait formée par du tissu utérin. Nous pensons qu'il y a là une subtilité du microscope, et que si le kyste est plongé dans le tissu utérin, ce qui n'est pas rare puisque la glande se dilate surtout par son fond, ce n'est pas une raison pour que ce tissu lui forme une enveloppe limitée comme le serait une membrane.

Le contenu du kyste est ordinairement représenté par du mucus et des cellules épithéliales. L'on a, dans ce cas, le liquide ordinaire que contiennent les œufs de Naboth. Ce liquide est ambré, transparent et visqueux. Plus l'élément cellulaire augmente, plus le liquide devient louche. Au début, cet élément cellulaire est cylindrique, mais plus tard il s'altère et devient méconnaissable. Cette altération coïncide d'ordinaire avec l'élargissement du sac ; au lieu de l'épithélium cylindrique et vibratile qui existait dans le principe, on n'a plus parfois que de l'épithélium pavimenteux. Virchow a même rencontré de grosses cellules aplaties à bord crénelé analogues à celles que l'on décrivait jadis comme étant spécifiques du cancer. La déhiscence de l'épithélium pariétal continue pendant ce temps. Quand la lésion a déjà acquis une certaine ancienneté, les cellules ne se contentent pas de se déformer, elles se désagrégent et subissent des métamorphoses ; elles se ramollissent, se liquéfient et on ne trouve plus que des débris de cellules ou des noyaux isolés ; il se forme même des grains gélatiniformes particuliers d'une structure, tantôt simple, tantôt stratifiée (Virchow) ; d'autres fois, mais plus rarement, elles subissent la régression graisseuse.

M. Follin a présenté à la Société de chirurgie, en 1855, une tumeur qui paraît appartenir à la variété des polypes utéro-folliculaires. Il s'agit d'une tumeur grosse comme une noix, qui avait son insertion dans la cavité du col par un pédicule de la grosseur du petit doigt et de là plongeait dans le vagin. Elle donnait lieu à des hémorrhagies peu abondantes, mais continues. M. Follin l'avait extirpée sur une femme d'une cinquantaine d'années. C'était une masse molle, couverte d'une membrane tomenteuse et qui contenait une grande quantité d'une matière noire épaisse, gluante, composée presque entièrement de globules sanguins plus ou moins altérés et de cellules épithéliales.

Il existe actuellement un certain nombre d'observations de polypes utéro-folliculaires ; nous avons lu particulièrement celles de MM. Huguier et Jarjavay. Une description très-complète d'un de ces polypes se trouve dans la thèse de M. Luna ; M. Ch. Robin en est l'auteur. Nous allons la transcrire ici.

« Ce polype est ovoïde, environ du volume d'un œuf de pigeon ; sa surface est assez régulière, un peu bosselée et présente d'un côté un petit prolongement conique de 1 centimètre environ de longueur, ayant à peu près le volume de l'extrémité du petit doigt, dont la base se fond sensiblement avec le reste de la tumeur : c'est le reste du pédicule. Sa consistance est assez grande ; elle a à peu près celles des parois utérines un peu ramollies. A l'intérieur, il est d'un gris rosé comme aréolaire ; il en est de même dans les points où se trouve détachée une couche molle, demi-transparente, grisâtre, épaisse d'un demi-millimètre, qui le recouvre dans le reste de son étendue. Là où elle existe encore, il est lisse ; mais cette couche se laisse facilement détacher avec le manche du scalpel. Le tissu du polype est assez élastique pris en masse ;

il ne se laisse pas facilement déchirer avec l'ongle. Une coupe de la tumeur permet de constater que le pédicule, qui est plus dense que la surface, est d'un blanc grisâtre, d'aspect et de consistance fibreuse, se prolonge dans l'épaisseur du produit pathologique et s'y divise presque immédiatement en trois ou quatre branches qui elles-mêmes présentent plusieurs petits rameaux fibreux blanchâtres qui se dessinent sur le fond gris rosé du reste de la tumeur, à peu près comme les branches de l'arbre de vie du cervelet. Le pédicule et ses branches sont entièrement composés de tissu fibreux de texture très-serrée. Le tissu qui remplit les intervalles des ramifications fibreuses du pédicule et du noyau fibreux central de la tumeur a le même aspect que nous avons signalé pour la surface du polype; il diminue d'épaisseur au voisinage du pédicule saillant et cesse au niveau de la section seulement, point où il se continuait probablement avec la muqueuse du col. La couleur d'aspect feutré, homogène de ce tissu, le fait ressembler au tissu de la muqueuse utérine dans les trois premiers mois de la grossesse ; il est seulement plus dense, moins friable. En même temps, il est creusé de petites cavités arrondies, variant de volume depuis celui d'une graine de pavot jusqu'à celui d'un grain de chènevis. Ces cavités sont remplies d'un liquide visqueux, tenace, demi-transparent, qui renferme tous les éléments que nous avons signalés dans les œufs de Naboth. Deux cavités du volume d'un pois contenaient un liquide analogue, mais moins visqueux, d'un brun-rouge sanguinolent; il renfermait en suspension les mêmes éléments que les précédents et de plus beaucoup de globules sanguins plus ou moins altérés. En râclant la face interne de ces cavités, on trouve dans le liquide qu'on obtient ainsi des lambeaux d'épithélium en tous points semblables à ceux que nous avons signalés dans les follicules de Naboth, sauf le volume des cellules qui est un peu augmenté comme dans la grossesse. Tous les points du tissu gris rosé qui forme la surface de la tumeur et s'enfoncent jusqu'à 8 ou 12 millimètres entre les ramifications fibreuses du pédicule sont formés d'éléments fibro-plastiques, modifiés comme pendant la grossesse, mais à un degré un peu moindre, c'est-à-dire de tissu cellulaire, de matière amorphe et de granulations moléculaires très-abondantes. En outre, il renferme une très-grande quantité de follicules de Naboth plus ou moins hypertrophiés et déformés, mais toujours reconnaissables par la couche d'épithélium très-régulier, à cellules cylindriques, de petit volume, identique à celui qui tapisse leurs parois. Quelle que soit la portion de ce tissu qu'on prenne, on entraîne toujours un ou plusieurs follicules ou des lambeaux de leurs parois, qu'on reconnaît facilement sous le microscope lorsqu'on les a déjà étudiés à l'état sain. La mince couche pseudo-membraneuse qui recouvre la tumeur et se détache çà et là à sa surface est composée de lambeaux d'épithélium et d'une matière fibroïde finement granuleuse d'aspect pseudo-membraneux.

L'anatomie normale nous rend compte facilement de la composition et de la texture de ce polype, qui, sans ce guide, paraîtrait des plus singuliers. C'est évidemment un polype fibreux qui, ici, s'est developpé sous la muqueuse, l'a soulevée, en a déterminé l'hypertrophie, s'en est enveloppé et en même temps a envoyé des prolongements dans son épaisseur. En outre, la présence de cette muqueuse hyperthrophiée, d'aspect gris rosé, feutré, des glandes du col exclusivement, sans glandes tuberculeuses du corps, faciles à distinguer les unes des autres par leur structure, nous montre que ce polype a pris son point de départ dans les parois du col. »

Polypes glandulaires du corps de l'utérus.

Il naît dans le corps de l'utérus comme dans son col des polypes qui ont pour caractéristique l'élément glandulaire de la muqueuse. Ces polypes demeurent souvent silencieux, ce qui tient à la petitesse habituelle de leur volume, aussi ne sont-ils révélés que par l'autopsie. Quelquefois l'on constate, chez des malades, des règles ménorrhagiques, de la métrorrhagie, des pertes leucorrhéiques diversement colorées, mais on ne trouve pas de tumeur, soit parce qu'elle n'est pas accessible, soit parce qu'on a omis d'y songer. De là l'absence de description de ces polypes. Oldham les a pourtant signalés, il a même indiqué quelques-uns de leurs caractères anatomiques, comme nous l'avons montré en faisant l'historique des polypes utéro-folliculaires du col. Nous croyons même que la plupart des fongosités utérines que Récamier allait déchirer si audacieusement au moyen de sa curette devraient être considérées comme des productions polypeuses glandulaires de la cavité du corps de la matrice. Cette manière d'envisager ces fongosités est d'ailleurs justifiée par la description qu'en donnent les auteurs ; ainsi, nous trouvons dans le traité de pathologie externe de M. Nélaton : « La muqueuse est soulevée par de petites granulations formant quelquefois de petites saillies hémisphériques, sessiles ou pédiculées ; ces dernières, qui sont presque sphériques, ressemblent assez à des grains de groseille et sont implantées sur la surface de la membrane muqueuse. Ces granulations sont opaques ou transparentes, jaunâtres comme de petits polypes vésiculaires, rosées et même rouges. » De cette description à l'affirmation des polypes glandulaires du corps de l'utérus, il n'y a qu'un pas.

Le développement de ces tumeurs aux dépens des éléments constituants des membranes muqueuses n'a en réalité rien qui doive surprendre, si l'on réfléchit aux congestions physiologiques ou provoquées dont ces membranes sont le siége. On en rencontre même sur la membrane interne de l'estomac, et dans la *Gazette des hôpitaux* de 1864, M. Cornil donne deux observations de polypes muqueux de cet organe. La matrice, par ses congestions physiologiques, et ses congestions morbides si fréquentes n'est-elle pas exposée d'une manière toute spéciale au développement de ces productions pathologiques? pendant la grossesse ses glandes participent à l'hypertrophie générale de l'organe, et nous le verrons plus loin, le privilége des polypes glandulaires appartient surtout aux femmes qui ont fait des enfants. Le mucus sécrété par ces glandes à l'état normal est un fluide transparent à peine visqueux, voilà pourquoi on a trouvé dans l'utérus des tumeurs renfermant des poches semblables à des hydatides. La formation de ces poches hydatiformes est peut-être due, ainsi que Virchow le fait remarquer, à une transsudation aqueuse provenant de la paroi glandulaire toujours vascularisée. Du reste, il n'est pas rare de rencontrer à la surface interne d'utérus très-sains, de petites vésicules transparentes, un peu jaunâtres. Que le tissu, qui entoure ces vésicules ou les supporte, entre en prolifération, il en résultera une tumeur qui ultérieurement pourra se pédiculiser.

Quoi qu'il en soit, dans l'état actuel de la science, il est impossible de donner une description dogmatique de ces produits morbides, nous allons simplement décrire une pièce que nous avons examinée avec M. le Dr Ranvier.

Une femme d'une quarantaine d'années mourut de phthisie pulmonaire dans le service de M. le Dr Woillez à l'hôpital Cochin, en 1866. A l'autopsie, on trouva par hasard dans la matrice, car rien ne les avait fait soupçonner, deux fibroïdes interstitiels et un polype glandulaire. Les fibroïdes étaient gros, l'un comme un œuf de pigeon, l'autre comme une petite noisette. L'observation n'ayant pas été prise, il ne sera question que de l'examen anatomique et micrographique de la tumeur glandulaire.

Ce polype a la forme d'une langue ou d'un cône aplati dans le sens de son plus grand diamètre. Sa grosse extrémité occupe le fond de l'utérus; sa petite extrémité, qui est effilée, arrive au niveau de l'orifice interne du col. La cavité utérine est notablement dilatée; ses parois sont en contact avec la surface du polype.

Ce dernier mesure suivant ses plus grandes dimensions :

2 1/2	centimètres	de largeur,
3 1/2	—	de longueur,
1	—	d'épaisseur.

Son pédicule est représenté par une lamelle surajoutée sur l'un des côtés de sa grosse extrémité. Cette lamelle, qui a bien 1 centimètre de longueur sur 4 millimètres d'épaisseur, s'insère dans la corne gauche de la matrice, au voisinage de l'angle supérieur gauche de cet organe.

Sa surface est inégale, hérissée de petites saillies ou vésicules transparentes, jaunâtres, qui ressortent admirablement sur le fond de la tumeur qui est d'un rouge vif et extrêmement vasculaire.

Le volume de ces vésicules est variable, ce qui tient à ce que, ainsi que nous allons le voir, elles sont isolées sur certains points, tandis que sur d'autres, plusieurs vésicules communiquent ensemble. Quelques-unes ont moins de 1 millimètre de diamètre, d'autres au contraire, ont près de 6 millimètres.

Si l'on pratique plusieurs coupes, les surfaces de section nous montrent, comme la surface extérieure du polype, des vésicules plongées dans un tissu rouge très-vasculaire. Sur plusieurs points, quelques vésicules communiquent entre elles et le tissu offre une disposition aréolaire.

Le liquide contenu dans ces vésicules est transparent. On y trouve, au microscope, un petit nombre de granulations très-fines et des cellules vésiculaires ayant de 1 dixième à 3 dixièmes de millimètre de diamètre; ces cellules renferment de 1 à 3 noyaux.

La tumeur est recouverte dans certains endroits par un épithélium cylindrique; dans d'autres il n'en existe pas de trace.

La consistance de cette production pathologique est très-molle et pour ainsi dire gélatineuse. Après une macération de trois mois dans une solution d'acide chromique, on n'obtient qu'un très-léger durcissement. La tumeur ressemble assez à une éponge et présente au doigt qui la presse la même résistance.

Différentes coupes ayant été faites sur le polype, après durcissement, le microscope montre :

1° Que les vésicules, même les plus petites, ne possèdent pas de revêtement épithélial continu; qu'elles ne sont pas limitées par une membrane propre; que leur paroi est formée par un tissu fibreux condensé contenant une très-faible proportion d'éléments cellulaires;

2° Que la trame du polype est constituee en totalité par un tissu fibreux condensé, renfermant de nombreux vaisseaux. Nulle part dans cette trame, on ne trouve de tissu musculaire.

Polypes épithéliaux.

Sur les muqueuses comme sur la peau, le cancroïde peut affecter différentes formes, procéder d'éléments anatomiques différents et constituer ainsi des variétés de la même lésion. Notre but n'est pas de faire l'histoire de ces productions organisées de formation morbide, mais de décrire une espèce particulière qui, nous le croyons, n'a pas encore été signalée.

La nommée Stref (Catherine), âgée de 44 ans, brossière, est entrée le 28 novembre 1866 à l'hôpital de la Pitié, dans le service de M. le professeur Richet, elle a été successivement couchée dans le lit n° 15, puis dans le lit n° 10 de la salle Saint-Augustin.

A son arrivée, cette femme présente tous les caractères de l'anémie la plus profonde : décoloration complète des tissus, souffles vasculaires au cou, souffle cardiaque, céphalalgie presque continuelle, affaiblissement notable de la vue, qui ne lui permet plus de travailler, dyspnée, palpitations, dyspepsie.

Elle est atteinte d'une métrorrhagie qui dure depuis très-longtemps.

Voici quels sont ses antécédents :

Ses règles ont presque toujours été irrégulières, abondantes, les époques rapprochées. Elle a eu cinq enfants et fait une fausse couche (1). Les cinq accouchements ont été faciles, la fausse couche ne peut être rattachée à aucune cause évidente. Une hémorrhagie utérine a suivi sa dernière couche et n'a cessé qu'au bout de six semaines pour reparaître environ quinze ou vingt jours après. A partir de cette époque, pertes à peu près continuelles, tantôt faibles, tantôt fortes et dans les intervalles des pertes, écoulements jaunâtres, sanieux, parfois clairs comme de l'eau. Douleurs légères dans les reins, les aines et le haut des cuisses. Quelques troubles du côté de la miction, mais rares et consistant surtout dans des besoins fréquents d'uriner. Pas de constipation. Traitée. il y a un an, à l'hôpital Saint-Louis, pour la même maladie, l'hémorrhagie n'a pas résisté à l'emploi des hémostatiques mais a reparu deux mois après sa sortie de l'hôpital, pour ne plus la quitter.

Rien dans ses antécédents héréditaires n'indique l'existence de la diathèse cancéreuse. Elle a des tumeurs hémorrhoïdales.

Actuellement, la métrorrhagie est faible; sa gravité ne vient que de sa continuité et de l'état profondément anémique de la malade.

L'utérus est un peu plus développé qu'à l'état normal, il est également un peu plus pesant, mais ces signes pourraient facilement échapper, si l'on

(1) Le dernier enfant a 8 ans.

n'était prévenu. Le col dilaté permet l'introduction du doigt jusque dans la cavité utérine où l'on rencontre une masse arrondie, de la grosseur d'un petit œuf de poule, mollasse, se laissant un peu déprimer. Quand on cherche le point d'implantation de cette tumeur, il est difficile de lui circonscrire un pédicule; on trouve bien une sorte d'étranglement de la production morbide qui va s'insérer sur le fond de l'utérus, mais le doigt, en essayant de tourner tout autour, n'a pas la sensation d'un pédicule aussi net que s'il s'agissait d'un polype fibreux.

Le cinquième jour de son entrée à l'hôpital, on ne pouvait plus songer à continuer l'emploi des hémostatiques; la malade était dans un tel état d'affaiblissement (elle était presque exsangue) que l'opération seule pouvait la sauver.

M. Richet fit donc tout préparer pour l'ablation de la tumeur. Des pinces de Museux furent introduites et fixées sur elle, mais à la plus faible traction, son tissu se déchira et il fallut renoncer à l'attirer dans le vagin pour passer autour d'elle une chaîne d'écraseur.

Les pinces de Museux furent retirées, emportant dans leurs mors des fragments du polype. M. Richet les réappliqua et voulut pratiquer l'excision au moyen de sa pince mâchonnante; cela fut encore impossible, probablement parce que le pédicule n'était pas suffisament formé.

Alors la tumeur, accrochée par les pinces de Museux et des érignes, étant simplement maintenue en place, M. Richet, avec des ciseaux courbes conduits sur la face palmaire de l'indicateur gauche, alla le plus près possible de la paroi utérine exciser tout ce qu'il put du pédicule. Le polype se trouva ainsi extrait par fragments.

De quelle nature est cette tumeur?

L'analyse micrographique qui se trouve exposée plus loin, dans tous ses détails, nous montre qu'il s'agit ici d'une tumeur maligne et que nous avons affaire à une variété de cancroïde appartenant au genre cylindroma de Foerster.

La clinique, jusqu'à présent, justifie ce diagnostic.

Les suites de l'opération ont été très-simples, l'hémorrhagie s'est arrêtée, et pendant une quinzaine de jours, on n'a constaté qu'un écoulement plutôt roussâtre que sanguinolent. Les toniques ont été administrés sous forme d'extrait de quinquina, de vin de Bordeaux auxquels on a joint, dans les premiers jours, l'extrait de ratanhia.

Le 31 décembre, quand nous avons quitté le service, la malade avait pris un peu de forces, sa métrorrhagie n'avait pas reparu, était remplacée par un écoulement tenant le milieu entre le séro-muqueux et le séro-purulent, et assez abondant.

Dans le courant de janvier 1867, l'hémorrhagie reparaît assez considérable pour inspirer des craintes. M. le Dr Voillemier (1) n'hésite pas à appliquer le fer rouge. Immédiatement, diminution de la

(1) Successeur de M. Richet à l'hôpital de la Pitié.

perte qui ne cesse définitivement que dans les premiers jours de février, laissant toujours après elle un écoulement séro-muqueux abondant, mais sans odeur. Vers cette époque, rétention d'urine mais qui ne dure qu'un jour. Par le palper, on constate que l'utérus est plus volumineux et son fond plus haut qu'à l'état normal. Nouvelle hémorrhagie légère et de courte durée au commencement de mars.

Le 15 du même mois, nous revoyons la malade, elle accuse des douleurs assez fortes vers les reins et le haut des cuisses, ainsi qu'un écoulement tantôt crémeux, blanchâtre, tantôt séreux et limpide comme de l'eau. Un autre ordre de phénomènes est survenu, tous les soirs elle est prise de frisson et de fièvre durant plus ou moins longtemps.

Faut-il voir dans tous ces phénomènes d'hémorrhagie répétée, d'écoulement séreux, muqueux, séro-purulent, de rétention d'urine, de fièvre hectique, la confirmation du diagnostic porté par le microscope? C'est assurément notre avis. Toutefois, nous ne discuterons pas ce point, nous réservant de suivre la malade, sachant bien qu'en médecine, les opérations de l'esprit et les vues de la science aboutissent invariablement à la guérison ou à l'autopsie.

Examen microscopique.

La tumeur enlevée, il n'a pas été possible de déterminer quelle était sa forme puisqu'elle n'était venue que par fragments, suffisants néanmoins pour l'examen microscopique. Le produit morbide était gris, rosé, translucide, mou, se déchirant et s'écrasant avec facilité.

Notre ami, M. le Dr Ranvier, a bien voulu examiner la pièce au microscope, nous en faire la description et même nous en donner le dessin. Je suis heureux de pouvoir remercier publiquement cet habile micrographe de son bienveillant concours.

Voici les résultats de cet examen microscopique, résultats que nous avons pu vérifier nous-même.

Sur la pièce fraîche. — Pratiquant une coupe et raclant avec un scalpel la surface de section, on obtient un liquide muqueux se mélangeant incomplétement à l'eau. Le microscope y montre :

1° Des cellules cylindriques contenant un ou deux noyaux ovalaires; quelques-unes de ces cellules sont soudées entre elles par leurs bords et donnent naissance à des lambeaux.

2° Des cellules sphériques, ayant de 1 à 2 centièmes de millimètre de diamètre, contenant un noyau sphérique assez volumineux pour les remplir presque complétement.

3° De nombreux globules sanguins irrégulièrement dispersés entre les cellules.

Voici maintenant ce que nous révèle le microscope *après durcissement de la pièce dans l'acide chromique.*

A la surface du polype existe une couche continue, épaisse d'un dixième de millimètre en moyenne, ne contenant ni tubes épithéliaux, ni cellules d'épithélium, mais constituée en totalité par des cellules rondes nucléées, ayant environ 1 centième de millimètre de diamètre. Ces cellules sont reliées entre elles par une substance fondamentale très-peu abondante, analogue à celle que nous décrirons en parlant du stroma (1).

Si l'on pratique dans l'épaisseur de la tumeur et dans différens sens, des coupes très-fines, on constate l'existence de tubes allongés ou cylindriques, creux, ramifiés, tapissés intérieurement par des cellules cylindriques implantées perpendiculairement à leur paroi. Une même coupe permet de voir ces tubes suivant leur longueur et suivant une section perpendiculaire à leur grand axe (voy. fig. 1).

(Figure 1.)

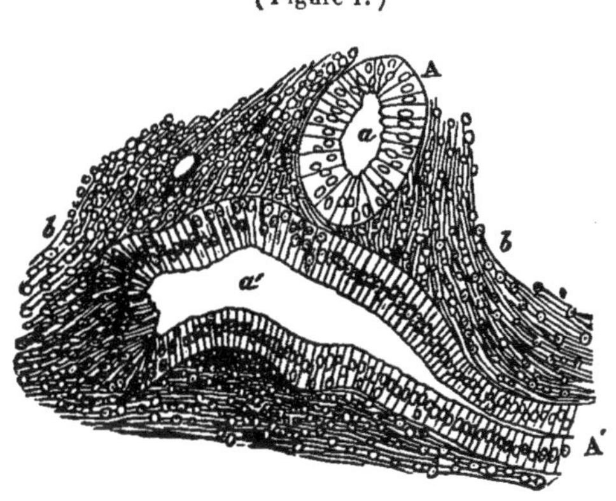

A. Section d'un cylindre creux tapissé d'une couche d'épithélium cylindrique.
A'. Section longitudinale d'une cylindre analogue.
a et a'. Lumières des cylindres.
b. Stroma muqueuse de la tumeur. (Durcissant dans l'acide chromique.— Coloration au carmin.—Conservation dans l'acide acétique faible.) 150 d.

Dans ce dernier cas, ils se montrent sous forme d'alvéoles assez régulièrement arrondies, dont le revêtement épithélial est disposé en couronne régulière.

(1) Il n'est donc pas recouvert par une couche épithéliale.

Sur quelques points, ces tubes sont très-dilatés, et l'on remarque sur leurs parois des végétations recouvertes elles-mêmes d'épithélium cylindrique.

La lumière de ces tubes est tantôt vide, tantôt remplie d'une matière vitreuse parsemée de granulations fixes et de cellules vésiculaires.

Les cellules épithéliales ont subi dans quelques endroits la transformation colloïde, et leur bord libre au lieu d'être polygonal, est remplacé par une vésicule qui fait corps avec la cellule. On sait d'ailleurs, que c'est là une transformation très-commune dans les épithéliums cylindriques.

Nulle part nous ne distinguons de membrane propre à ces tubes qui sont creusés au milieu de l'épithélium.

Ces différents tubes sont plongés dans un stroma irrégulièrement distribué, très-abondant sur certains points où il sépare complétement les tubes cylindriques, tandis que sur d'autres, ces cylindres se touchent.

Les caractères de ce stroma nous expliquent la mollesse du polype. Il n'est pas constitué par du tissu fibreux comme celui des polypes utéro-folliculaires, mais par une variété de tissu muqueux dont nous allons donner une description détaillée.

La caractéristique de ce stroma, c'est sa richesse en éléments cellulaires (voy. fig. 2); ces cellules sont généralement sphériques et séparées les unes des autres par une substance fondamentale paraissant fibrillaire et réticulée (après durcissement dans l'acide chromique); elles contiennent un noyau rond, volumineux, et ne semblent jamais subir de transformation muqueuse.

(Figure 2.)

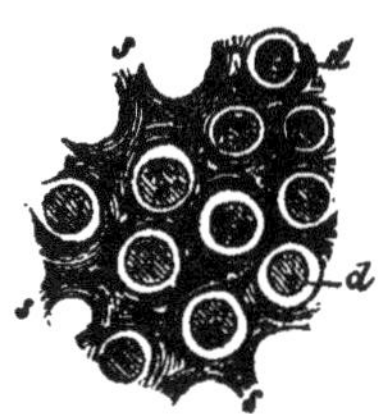

Stroma vu à un grossissement de 600 d.
d. Noyaux colorés par le carmin, dont quelques-uns paraissent nettement contenus dans des cellules.
s. Stroma coloré par le carmin et conservant sa coloration dans l'acide acétique.

Sur des coupes colorées au carmin et conservées dans l'acide acétique concentré, cette substance fondamentale reste presque aussi colorée que les noyaux de cellules, et au lieu d'être dissoute par l'acide acétique, elle est au contraire condensée.

Au milieu de ce stroma, on retrouve encore, sur quelques points, du tissu connectif fasciculé, particulièrement autour des gros vaisseaux.

Mais, au voisinage des tubes épithéliaux, le stroma ne paraît nullement fibreux.

Cette tumeur est très-vasculaire, si l'on en juge par les nombreuses sections de vaisseaux que l'on voit sur les coupes.

Développement. — Il est facile de suivre le développement des cylindres ou tubes épithéliaux dont il a été question. Si certains de ces cylindres ont des bords très-nets et un revêtement épithélial indépendant du stroma ambiant, il en est d'autres qui présentent, au-dessous des cellules cylindriques, des amas de cellules rondes complétement analogues à celles qui caractérisent le stroma et se confondant avec lui. En outre, nous voyons se former au milieu du stroma des îlots contenant des cellules arrondies (cellules embryonnaires) qui, s'agrandissant, arrivent à communiquer avec les cylindres épithéliaux.

Ces cylindres se multiplient donc, non-seulement par bourgeonnement, mais encore par hétéroplasie, c'est-à-dire par formation aux dépens des éléments cellulaires de la trame.

Quelle est maintenant la nature de cette production pathologique?

La présence de ces cylindres ou tubes tapissés d'épithélium cylindrique dans toute la masse de la tumeur et surtout dans ses couches profondes, les bourgeons que l'on observe à la surface de ces tubes dilatés, leur développement semblant s'effectuer en partie aux dépens du stroma, tous ces caractères indiquent, un épithélioma à cellules cylindriques, ce que Foerster a appelé *cylindroma*.

La structure du stroma est des plus caractéristiques; au lieu d'être formé comme d'ordinaire par un tissu connectif fasciculé, il est constitué par un tissu muqueux composé de cellules séparées les unes des autres par une substance fondamentale, molle, filante, contenant une grande quantité de mucine. Cette substance, nous l'avons indiqué dans le courant de la description, se distingue par son insolubilité dans l'acide acétique, et sa coloration persistante par le carmin, quand une fois elle est devenue concrète sous l'influence des acides.

Nous sommes donc en présence d'un épithélioma à cellules cylindriques et à trame muqueuse, variété de cancroïde, tumeur maligne par conséquent, mais moins que le cancer. C'est une hétéroplasie épithéliale à laquelle convient le nom de cylindroma créé par Fœrster.

POLYPES GLANDULAIRES ET ÉPITHÉLIAUX.

Etiologie, Symptomatologie, Marche, Durée, Terminaison, Diagnostic et Pronostic.

Étiologie. — La constitution et le tempérament ne doivent avoir aucune influence sur le développement des polypes glandulaires, au moins cette influence n'est-elle pas encore démontrée. On a bien dit cependant, que les femmes qui en étaient atteintes présentaient généralement une constitution faible, un tempérament lymphatique, que leurs chairs étaient molles, flasques, décolorées, etc. Évidemment on a pris ici l'effet pour la cause; il est difficile, après tout, de qualifier le tempérament et la constitution d'une femme malade d'une métrorrhagie plus ou moins ancienne. Par contre, la congestion, les inflammations catarrhales aiguës ou chroniques de l'utérus, l'exagération d'activité fonctionnelle de l'organe, la grossesse, doivent être considérées comme les causes les plus probables et les plus rationnelles de cette affection. En effet, dans toutes les observations que nous avons lues, il est question de femmes primipares ou multipares, ou ayant présenté à un moment donné des symptômes de métrite catarrhale. Il n'en existe pas d'exemple chez les jeunes filles non réglées ; la plus jeune des malades dont M. Martin (thèse de Paris, 1859) donne les observations avait 24 ans. Aran, dont l'autorité en pareille matière est si grande, dit, en parlant de la métrite catarrhale chronique, que l'on constate quelquefois un développement kystique très-prononcé des follicules utriculaires du col de l'utérus, et il ajoute qu'il en résulte souvent de petites tumeurs saillantes, demi-sphériques, pédiculées, isolées ou en groupes.

Pour ce qui est du mécanisme de leur formation, il est, en ce qui concerne l'élément kystique, analogue à celui qui produit les athéromes cutanés, et nous avons vu, en parlant de la muqueuse utérine, que Virchow considère comme identiques ces altérations de la peau et des muqueuses. Quant à l'élément fibreux, on peut le considérer tantôt comme une prolifération du tissu interfolliculaire, tantôt comme dépendant du tissu utérin lui-même, ou bien lui assigner la même origine que celle décrite pour les fibromes.

Nous ne savons rien relativement à la genèse des épithéliomes. Toutefois, il est rationnel de penser que, naissant sous les mêmes influences que les polypes glandulaires, ils empruntent au terrain dans lequel ils se développent le caractère de malignité qui leur est propre.

Symptomatologie. — Ce que nous avons dit des

polypes fibreux nous dispense de nous étendre beaucoup sur les symptômes présentés par les polypes glandulaires et épithéliaux; nous nous contenterons de signaler les caractères spéciaux que peuvent offrir ces derniers, renvoyant pour les caractères communs à la description des fibroïdes pédiculés.

Les hémorrhagies, les écoulements variés, les douleurs de voisinage, constituent, comme pour les polypes fibreux, les signes rationnels des polypes glandulaires et épithéliaux. Mais, tandis que pour les polypes fibreux, le sang est fourni principalement par la muqueuse utérine et accessoirement par celle qui recouvre la tumeur, ici la part que chacune de ces muqueuses prend à l'hémorrhagie est au moins égale. La muqueuse du polype doit même être considérée comme la muqueuse hémorrhagique par excellence dans ces cas où elle est très-congestionnée et recouverte de veines bleuâtres. Quant aux contractions utérines, aux coliques expultrices, fréquentes lorsqu'il s'agit de polypes utéro-folliculaires, elles sont plus rares et n'acquièrent pas en général une grande intensité, quand elles sont provoquées par la présence d'un polype glandulaire du corps ou d'un épithéliome.

Les écoulements leucorrhéiques ne présentent pas toujours le même aspect. Un écoulement muqueux, épais, visqueux, filant comme du blanc d'œuf, indique un polype utéro-folliculaire ; au contraire, un fluide transparent, à peine visqueux ou même séreux, est l'indice d'un polype glandulaire du corps ou d'un épithéliome. Ces écoulements peuvent être aussi séro-purulents, purulents, sanguinolents.

Il existe aussi, pour ces tumeurs, des signes physiques particuliers, indispensables à connaître pour en faire le diagnostic. Très-appréciables pour celles qui occupent le museau de tanche, ces signes le sont encore pour les polypes de la cavité du col, mais beaucoup moins pour ceux de la cavité du corps.

La production pathologique, étant développée sur le museau de tanche ou dans la cavité du col, mais alors préominant hors de cette cavité dans celle du vagin, si l'on applique le speculum, on pourra voir une ou plusieurs petites tumeurs grosses en moyenne comme un pois, ou bien une tumeur d'un volume plus considérable, mamelonnée, présentant quelquefois des orifices, et dont la couleur sera rouge ou rosée, et dans d'autres cas, ardoisée, grisâtre.

Le toucher sera toujours le moyen explorateur par excellence. Il permettra de reconnaître une tumeur ovalaire ou pyriforme, irrégulière, c'est-à-dire recouverte de petites bosselures, tantôt dures, tantôt molles, selon le degré de réplétion des kystes, et la nature plus ou moins visqueuse de leur contenu ; la surface paraîtra le plus souvent glissante, humide, humectée qu'elle est par les liquides que sécrètent les glandes hypertrophiées.

Lorsque les kystes contiennent peu de liquide, ou même qu'ils n'en contiennent plus, ce qui arrive lorsque le liquide est évacué par l'orifice naturel de la glande, ou à la suite d'une rupture de la paroi kystique, les auteurs disent que l'on perçoit une dépression cupuliforme due à la cavité du kyste, pour ainsi dire incrustée dans l'épaisseur du substratum fibreux.

Ces signes obtenus par le toucher sont bien moins évidents, et parfois impossibles à saisir, quand il s'agit d'un polype utéro-folliculaire faisant saillie dans la cavité du corps de l'utérus, ou d'un polype glandulaire développé dans cette partie. En pareil cas, nous avons entendu dire à l'un de nos maîtres, M. Richet, que la forme et la densité de ces tumeurs doivent être le guide du chirurgien. Effectivement, dit M. Richet, si l'on promène le doigt autour de la base d'implantation de ces productions polypeuses, on trouve bien derrière le corps de la tumeur une portion de cette tumeur qui paraît rétrécie, mais qui ne donne jamais la sensation d'un vrai pédicule, comme pour les polypes fibreux. D'un autre côté, si l'on compare leur densité à celle du tissu utérin, on la trouve inférieure, caractère qui seul suffisait à les faire distinguer des fibromes.

L'imperfection du pédicule, la mollesse ou seulement la densité moindre de son tissu, comparée à celle du tissu utérin, sont donc la caractéristique symptomatique de ces productions.

Nous pourrions en dire autant des épithéliomes de la cavité utérine. Dans l'observation que nous avons relatée, la mollesse du tissu était telle, qu'il se déchirait sous l'érigne, et qu'il eût été facile, avant l'opération, d'en exciser une partie pour l'examiner au microscope. Malheureusement, dans cette circonstance, cela n'a pas été possible; le malade étant presque exsangue, on ne pouvait différer davantage l'ablation de la tumeur, seule cause de l'hémorrhagie. En pareil cas, s'il n'y avait pas péril, nous n'hésiterions pas à confier au microscope le soin du diagnostic et du pronostic.

Un dernier caractère de ces tumeurs glandulaires et épithéliales, est qu'on ne peut guère les toucher sans produire une hémorrhagie légère.

Marche, durée, terminaison. — Marche lente et chronique, durée longue, voilà tout ce qu'on peut dire. Si parfois ces polypes se manifestent dès leur apparition par des symptômes accentués, d'autres fois ils demeurent silencieux très-longtemps. De là la difficulté de remonter au début de la maladie et d'apprécier son développement ultérieur. Tout porte à croire, cependant, que les congestions périodiques, physiologiques ou accidentelles de l'utérus, ainsi que les inflammations de cet organe, doivent prendre une part active à l'accroissement de ces polypes.

Leur terminaison n'est point indiquée dans les auteurs. M. Ch. Robin seul admet la possibilité de la transformation des tumeurs utéro-folliculaires en cancroïdes. Mais, pour ce qui est de leur ramollissement, de leur suppuration, de leur gangrène, de leur ulcération, l'on n'est point encore fixé à cet égard. La guérison spontanée n'a pas été non plus indiquée.

Diagnostic et pronostic. — Le diagnostic des polypes fibreux d'avec toutes les lésions utérines qui peuvent leur ressembler a été fait. Nous avons indiqué, d'autre part, les signes physiques propres aux polypes glandulaires et épithéliaux. Le diagnostic de ces derniers se trouve ainsi parfaitement établi, et nous croyons inutile d'y revenir.

Le pronostic, grave pour les épithéliomes, à cause de leur malignité, l'est moins pour les polypes glandulaires. Cependant il est probable que ces polypes ne disparaissent pas spontanément, et par conséquent la malade est sans cesse exposée à des hémorrhagies. De plus, M. Ch. Robin admettant qu'ils peuvent se transformer en cancroïdes, la conduite du chirurgien, dans les deux cas, est toute tracée : il faut enlever ces productions dès qu'on les a reconnues.

CHAPITRE III

TRAITEMENT DES POLYPES.

Il y a des polypes qui disparaissent par atrophie, quelques-uns par expulsion spontanée; d'autres réclament l'intervention chirurgicale. Il est enfin des accidents produits par leur présence.

Nous avons donc à exposer :

1° Le traitement médical des polypes;

2° Leur traitement chirurgical;

3° Le traitement des accidents.

1° *Traitement médical des polypes.* — Deux indications se présentent; nous allons les examiner l'une après l'autre.

Nous savons que les fibroïdes peuvent s'atrophier et disparaître. Les exemples n'en sont pas rares aujourd'hui; nous avons cité plus haut deux cas d'atrophie, dans l'un desquels, la malade étant morte, nous avons pu faire l'autopsie. L'époque de la ménopause paraît être le moment le plus favorable à cette disparition spontanée. C'est sur la connaissance de ces faits que M. Cruveilhier a basé son traitement atrophique des polypes. Ce traitement est aujourd'hui universellement employé, lorsque l'opération n'est pas absolument indiquée, lorsqu'il n'est pas temps de la pratiquer, enfin, lorsqu'on est en présence de polypes volumineux ne produisant pas d'accidents graves, mais ne pouvant être expulsés sans incision préalable du col utérin. L'iode, seul ou en combinaison, est le fondant le plus employé : on a même pu croire un instant, d'après les observations du Dr Ashwell (*London Lancet,* février 1854), que l'iode était presque un spécifique des tumeurs fibreuses. Actuellement on est plus sceptique à l'égard de la vertu curative des médicaments; toutefois, les compositions d'iode et de mercure sont très-souvent prescrites. M. Velpeau ordonne le plus habituellement l'iodure de potassium à l'intérieur, à la dose de 0,50 à 1 gr. par jour, tous les mois un vésicatoire sur l'hypogastre, et, dans l'intervalle, des frictions avec la pommade à l'iodure de plomb. Tel fut le traitement conseillé à la jeune fille que M. Velpeau vit avec Cazeaux et Bricheteau. Un an après, la tumeur fibreuse n'existait plus.

L'expulsion spontanée est également un mode de terminaison des fibroïdes; c'est même le plus heureux. Quoiqu'elle puisse se produire sans grands efforts de la part de l'utérus, et pour ainsi dire tout d'un coup, la règle est qu'elle soit préparée par des contractions, des coliques expultrices qui peuvent précéder de plusieurs mois l'issue de la tumeur au dehors. La nature est ici prise sur le fait, aussi n'est-il pas étonnant qu'on ait songé à l'imiter. De là l'emploi de l'ergot de seigle, non-seulement pour arrêter les hémorrhagies, mais pour faire naître ces contractions, dont le résultat peut être l'expulsion de la tumeur. Nous avons parlé de la malade de M. Bernutz, à laquelle M. Siredey donna de l'ergot de seigle; nous n'y reviendrons pas : nous dirons seulement que c'est à l'administration de ce médicament qu'on peut attribuer l'expulsion du polype. Beaucoup de médecins pourraient reculer devant l'emploi du seigle ergoté, craignant des douleurs intolérables et peut-être des ruptures de matrice. Dans le premier cas, il suffira de cesser de l'administrer, comme le fit M. Siredey. Quant à la rupture possible de la matrice, c'est, comme il a été dit, une affaire de diagnostic, savoir si la tumeur est interstitielle et la paroi utérine très-amincie, et alors s'abstenir.

Du reste, M. Courty a préconisé l'emploi de ce médicament, quand il dit : « Le seigle ergoté est de tous les hémostatiques celui que je prescris le plus souvent, dans le double but d'arrêter les hémorrhagies et de provoquer l'énucléation naturelle de la tumeur. » (*Traité pratique des maladies de l'utérus et de ses annexes;* Paris, 1866, p. 826.)

M. Courty associe même les fondants à l'ergot de seigle. Cet auteur a donné la préférence au bromure de potassium à l'intérieur, aux frictions sur le ventre, et la partie supérieure des cuisses avec l'onguent napolitain belladoné, la pommade à l'iodure de plomb ou de potassium, et conseille les eaux de Vichy, Vals, Plombières, Kissingen, etc.

M. le Dr Bernutz a introduit depuis quelque temps dans la thérapeutique de certaines maladies chroniques de l'utérus, et des fibromes en particulier, l'usage des eaux sulfureuses prises à l'intérieur, et en douches sur le col. — « C'est pour moi un fait d'observation recueilli particulièrement à Saint-Sauveur, que les douches sulfureuses agissent dans le même sens que le seigle ergoté, bien que plus faiblement, pour provoquer les contractions utérines; je dois ajouter que j'ai toujours fait donner ces douches froides. » (*Union médicale*, année 1866, p. 611.) Ce moyen thérapeutique n'a pas encore reçu la sanction de l'expérience; néanmoins il devait être signalé.

Ce traitement médical des polypes utérins a été surtout institué pour les polypes fibreux. Les polypes glandulaires sont connus depuis trop peu d'années pour que l'on soit fixé à l'égard de leur thérapeutique médicale; il est à croire cependant que l'élément fibreux qui les constitue en partie doit se comporter, sous l'influence de la médication, comme le tissu fibreux des hystéromes. Pour ce qui est des épithéliomes, nous avons indiqué leur nature maligne; c'est dire que le traitement chirurgical seul leur convient.

Comme hygiène, on éloignera toutes causes capables de congestionner la matrice; le coït particulièrement sera proscrit, la constipation combattue par des laxatifs. Pendant les règles et les hémorrhagies, la femme restera couchée dans le décubitus dorsal.

Traitement chirurgical. — Le traitement chirurgical est celui auquel il faut avoir recours dans la grande majorité des cas, soit à cause de l'impuissance des moyens médicaux, soit à cause d'hémorrhagies violentes ou d'anémie extrême, soit enfin parce que si l'on peut temporiser avec certains polypes, il en est vis-à-vis desquels il faut agir avec la plus grande rapidité. Les moyens médicaux sont surtout applicables chez les femmes qui ont dépassé la période de la vie utérine, lorsque les hémorrhagies ne sont pas assez fortes pour compromettre leur existence et quand on a affaire à un polype fibreux qui, on le sait, ne peut subir la dégénérescence cancéreuse. Mais, s'il y a métrorrhagie grave ou anémie profonde entretenue par des pertes continuelles, l'opération alors est bien indiquée et l'on peut dire qu'elle fait merveille. S'agit-il d'un épithéliome, la chirurgie doit intervenir le plus tôt possible. Il ne faut pas non plus ménager trop longtemps les polypes glandulaires, connaissant, ainsi que l'a dit M. Ch. Robin, la possibilité de leur transformation en cancroïde.

Avant d'exposer les méthodes chirurgicales qu'on a fait servir à l'ablation des polypes, disons quelques mots des conditions dans lesquelles le polype se présente à l'opérateur. Un polype qui pend entre les cuisses offre toutes facilités à l'opération. Celui qui est complétement descendu dans le vagin peut présenter des difficultés relatives à son volume et à des adhérences qu'il a peut-être contractées avec la muqueuse vaginale; l'expulsion hors de la vulve peut même être impossible malgré l'emploi du forceps, non-seulement à cause du volume de la tumeur, mais aussi à cause de la rigidité de l'orifice vulvaire. Ici deux indications se présentent : diminuer le volume de la tumeur, comme le fit M. Velpeau en 1833 : un segment cunéiforme de la tumeur fut retranché et l'expulsion devint possible (Guyon, thèse cit.), ou bien agrandir l'ouverture de la vulve soit par le procédé de Dupuytren, soit par celui de M. Paul Dubois. Dupuytren débridait l'orifice vulvaire du côté du périnée ; M. Paul Dubois, dans quelques cas de dystocie, pratique deux incisions latérales. Les adhérences céderont le plus ordinairement à de légères tractions ; on pourrait au besoin les sectionner avec des ciseaux courbes.

Quand le polype a son insertion sur le col ou dans sa cavité, la difficulté de l'ablation ne peut guère tenir qu'à son volume. La conduite à tenir serait de diminuer ce volume ou d'inciser le col latéralement.

Mais, lorsque la tumeur est insérée sur le corps de la matrice et qu'elle est encore contenue dans sa cavité, la dilatation de l'orifice n'est pas toujours assez grande pour permettre l'introduction du doigt et des instruments. Il faut alors dilater le col ou l'inciser. Pour la dilatation, on a l'éponge préparée ou les dilatateurs. L'incision, préférable dans les cas pressants, consiste dans des débridements simples ou multiples, superficiels, que l'on pratique sur les deux côtés ou sur l'un des côtés du col de dehors en dedans (Dupuytren) ou de dedans en dehors (Velpeau).

Parfois il sera avantageux d'unir l'incision à la dilatation, et d'administrer de l'ergot de seigle en même temps qu'on dilatera. M. Beck (*Bulletin de thérap.*, 1858) produit l'observation d'une malade à laquelle il avait prescrit simultanément de l'ergot de seigle et des injections belladonées ; l'incision fut malgré cela indispensable.

Différentes méthodes ont été appliquées à l'ablation des polypes de l'utérus ; toutes sont fort anciennes. Levret, passant en revue les principaux moyens employés pour la destruction des tumeurs polypeuses de l'utérus, nous apprend que de son temps on pratiquait la cautérisation, la section pure et simple, l'arrachement avec torsion, la ligature.

Depuis Levret, les mêmes moyens ont été employés plus ou moins modifiés, et l'on y a joint le broiement. Tous les précédés opératoires peuvent trouver leur application à un moment donné. La section ou excision étant à juste titre la méthode la plus en vogue, c'est celle que nous décrirons le plus spécialement.

Cautérisation. — Levret ne parle de la cautérisation que pour en défendre l'usage. Il prétend qu'elle est difficile et aussi cruelle qu'incertaine.

Sans vouloir beaucoup insister sur ce moyen peu employé aujourd'hui, nous dirons que la cautérisation peut être pratiquée soit avec le fer rouge, soit avec des produits chimiques : nitrate d'argent, potasse caustique, pâte de Vienne, pâte de Canquoin, caustique Filhos, nitrate acide de mercure, etc., pour des polypes du museau de tanche, de la cavité du col et certaines tumeurs du corps de l'utérus inaccessibles aux instruments, ou possédant un caractère malin ; dans ce dernier cas, la section pourrait être suivie de la cautérisation. En règle générale on devra donner la préférence au fer rouge sur les caustiques, dont l'action difficile à mesurer est souvent très-profonde ; nous mentionnerons cependant que l'un de nos maîtres, M. le Dr Bourdon, a traité avec succès par le caustique Filhos des polypes utéro-folliculaires (Martin, thèse inaug., 1859).

Torsion. — Elle n'est applicable qu'aux polypes dont le pédicule est très-grêle et principalement à ceux qui sont insérés sur le col. On saisit le pédicule avec des pinces et on le tord jusqu'à ce qu'il cède. On doit éviter de s'en servir pour des polypes fibreux du corps de l'utérus (surtout quand le pédicule est un peu gros), car on s'expose alors à étendre la torsion aux fibres utérines et à produire des accidents capables d'entraîner la mort, comme la science en renferme plusieurs exemples. Il faudrait tout au moins recourir au procédé de Hévin (1753) qui consiste à immobiliser le pédicule à son insertion avec une seconde pince, de façon à arrêter la torsion en ce point et l'empêcher de se communiquer aux fibres de l'utérus. Cette méthode, nous le répétons, est utile pour les petits polypes, pour les vasculaires principalement, et suivant le conseil donné par M. Courty, il est prudent de cautériser au fer rouge le lieu d'implantation.

Arrachement. — L'arrachement se combine en général à la torsion et s'applique dans les mêmes circonstances.

Broiement. — Cette méthode consiste à écraser le polype entre les mors d'une forte pince; on ne l'emploie que pour des tumeurs molles et très-petites. « Les avantages de ce procédé m'échappent et je n'en puis rien dire, » a dit M. Velpeau (*Méd. op.*, 1839, t. IV, p. 287).

Ligature. --Ambroise Paré et Guillemeau avaient employé la ligature; il convient néanmoins de ne la faire remonter qu'à Levret. En effet, ce chirurgien l'a érigée en méthode et a indiqué un procédé qui a été longtemps le seul employé pour la cure chirurgicale des polypes. « S'il est une méthode, dit-il, qui paraisse véritablement analogue au mécanisme que la nature emploie quelquefois pour procurer spontanément la séparation et la chute des tumeurs polypeuses, c'est sans doute, la constriction du pédicule par une ou plusieurs ligatures suffisamment serrées pour l'étrangler. »

Levret se servait d'un fil d'argent formant une anse et dont les deux chefs étaient conduits par deux canules soudées l'une à l'autre. Avec l'anse il embrassait le pédicule du polype, fixait chacun des chefs à la canule correspondante, puis, matin et soir, il tordait le fil d'argent jusqu'à ce que le polype fût détaché. On a substitué au fil d'argent, des fils de fer, une simple corde, une corde à boyau; on a imaginé des instruments pour conduire la ligature et exercer la constriction. M. Gensoul (*Journal de Malgaigne*, 1851, t. X) a même remplacé la ligature par une forte pince à polype nasal, coudée à son extrémité. Malgré ces perfectionnements, la ligature est presque universellement abandonnée aujourd'hui et bonne tout au plus pour quelques petits polypes vasculaires du vagin ou du museau de tanche. West en a fait particulièrement ressortir les inconvénients, en montrant que la mortification de la tumeur produit assez souvent l'infection putride, sans parler de l'odeur repoussante dont les femmes sont incommodées.

Excision.—Quoique conseillée par Aétius, Fabrice d'Aquapendente, Dionis et Platner, l'excision n'a été définitivement admise que depuis les travaux de Dupuytren, de MM. Velpeau et Hervez de Chégoin, qui démontrèrent son innocuité par des statistiques après avoir établi que les vaisseaux du pédicule n'étaient jamais assez volumineux pour faire craindre une hémorrhagie grave. C'était, en effet, la crainte de l'hémorrhagie qui retenait les praticiens. Levret, le premier, s'éleva contre l'excision, prétendant que la crainte de l'hémorrhagie n'était pas chimérique, et s'il parle des succès obtenus par cette méthode, c'est pour leur opposer immédiatement des insuccès et il conclut en disant : « Qu'il est au moins téméraire de couper ces sortes de tumeurs utérines sans avoir auparavant lié leur pédicule. »

L'excision peut se faire avec le couteau utérin, espèce de bistouri à lame courte et étroite, courbée sur le plat et montée sur un long manche; avec l'écraseur de M. Chassaignac ou avec le serre-nœud de M. Maisonneuve. Il est des cas où on la pratique tout simplement avec un bistouri ordinaire, ou même avec des ciseaux.

Quel que soit l'instrument que l'on choisisse, la femme doit être sur le bord du lit, renversée sur le dos et de telle sorte que son siége dépasse légèrement le bord du lit; les membres inférieurs sont écartés l'un de l'autre, les jambes fléchies sur les cuisses soutenues chacune par un aide.

Le chirurgien ayant son doigt dans le col, conduit sur ce doigt une érigne ou des pinces de Museux avec lesquelles il accroche la tumeur, puis il les confie à un aide. Ici il y a une manœuvre que l'on fait généralement et contre laquelle M. Velpeau s'élève toujours dans ses cliniques; elle consiste à tirer sur le polype avec les érignes ou les pinces de Museux pour l'attirer autant que possible à la vulve ; quelques chirurgiens exercent également des tractions sur l'utérus qu'ils ont saisi avec des érignes implantées dans son col. Il y a, en pareil cas, tiraillements des vaisseaux, des nerfs, des ligaments larges et ronds ainsi que des ligaments de Douglas, tiraillements douloureux et d'autant plus dangereux que les femmes anémiées par les hémorrhagies sont plus exposées que d'autres aux inflammations du ventre. La péritonite peut donc être le résultat de ces tractions antiphysiologiques; nous en trouvons un exemple bien frappant dans les *Bulletins de la Société anatomique* de 1839.

M. Pigné parle d'une femme qu'il vit à l'hôpital de la Pitié et dont le vagin contenait une tumeur grosse comme le poing. On crut à un polype et on voulut l'extirper. Des tractions furent exercées sur la tumeur accrochée avec une érigne double. Le chirurgien craint d'avoir affaire à l'utérus lui-même et fait porter la malade dans son lit. Une péritonite suraiguë se déclare, la femme meurt. C'était un polype implanté sur la lèvre antérieure du col.

Le procédé de M. Velpeau étant, à notre avis, le plus rationnel, celui par conséquent auquel nous donnerions la préférence, sauf à substituer l'écraseur linéaire au couteau, dans le cas où cela serait indiqué et possible, nous allons le décrire.

La malade étant sur le bord du lit et les érignes confiées à un aide, le chirurgien apprécie, d'une part le degré de dilatation du col, et d'autre part, le volume du polype. Si cette dilatation et le volume du polype sont tels que l'expulsion se puisse faire aisément, il faut aller droit au pédicule et le sectionner. Dans le cas contraire, on doit songer à débrider le col. Ce temps de l'opération est difficile et pénible : il consiste à conduire le couteau utérin à plat sur le doigt indicateur jusque dans la cavité du col; arrivé là, on dirige le tranchant vers le côté qu'on veut débrider, plus ou moins haut, selon l'orifice qu'il faut inciser. L'introduction du couteau exige les plus grandes précautions; les plis du vagin viennent, pour ainsi dire, au devant de lui et s'exposent à être blessés; le chirurgien lui-même peut se couper; il peut même ne pas s'en apercevoir, grâce à sa préoccupation et à la chaleur des parties. Ce n'est pas tout; il va falloir débrider un organe dur, résistant, avec un couteau légèrement courbe, peu tranchant par conséquent, et faire des incisions multiples et superficielles. On conçoit toute la difficulté d'une pareille manœuvre, qui paraît toutefois si simple, pratiquée par M. Velpeau. Nous pensons qu'entre des mains moins exercées, l'hystérotome simple de M. Simpson, aidé du spéculum, doit être plus commode.

La dilatation naturelle est suffisante, ou bien le col a été incisé : reste à sectionner le pédicule. Pendant que l'aide qui tient les érignes tire modérément de façon à *tendre seulement le pédicule*, le chirurgien conduit, comme il l'a fait pour le col, le couteau utérin jusque sur ce pédicule, et là, il l'excise en dirigeant vers lui le tranchant de l'instrument. L'excision doit se faire à petits coups.

Le polype sort immédiatement, entraîné par les érignes. Certains polypes fibreux sont à peine pédiculés; une simple rainure les sépare des parois de l'utérus; dans ce cas, M. Velpeau pratique l'énucléation. On introduit le couteau comme précédemment, après avoir fixé la tumeur avec des érignes, puis on incise son enveloppe dans le sens de son plus grand diamètre; le fibroïde vient facilement au bout de l'érigne.

Nous avons supposé le polype dans la cavité utérine; c'est le cas le plus défavorable. Lorsque le polype est inséré sur le col, ou que, né dans la cavité utérine, il proémine soit dans le col, soit dans le vagin, il est généralement plus facile d'en faire l'ablation; c'est du reste la même conduite à suivre. Pour ces derniers, il sera avantageux souvent de remplacer le couteau par l'écraseur linéaire ou par le serre-nœud. On devra même y avoir recours d'une façon formelle pour des polypes utéro-folliculaires ou des polypes formés par une hypertrophie partielle du tissu utérin.

L'écrasement linéaire et la ligature extemporanée se pratiquent ici comme partout ailleurs; nous croyons inutile d'y insister; nous dirons seulement qu'on ne peut songer à faire de l'écrasement linéaire une méthode générale applicable à tous les cas; fréquemment, en effet, on ne peut arriver à placer l'écraseur, même l'écraseur courbe. Cette difficulté peut tenir au volume du polype, à la brièveté du pédicule et à son insertion très-haut dans la cavité utérine.

Parmi les nombreux instruments inventés pour sectionner le pédicule, nous avons mentionné le polypotome de M. Simpson et la pince de M. Richet.

Le polypotome du Dr Simpson (*Edimburgh monthly Journal*, january 1850) ressemble à un crochet ou à un ténaculum. La partie recourbée de l'instrument est creuse et renferme une lame tranchante invisible qu'on fait saillir à volonté dans la concavité du crochet, en tournant un bouton. Cet instrument peut donc être porté autour du pédicule sans blesser les organes; c'est alors seulement qu'on fait jouer le mécanisme, et le pédicule est tranché en une ou plusieurs fois, selon son volume.

La pince que M. le professeur Richet fit construire en 1864 (*Gaz. des hôpitaux*, 1864, p. 180) est analogue à de forts ciseaux, dont les mors mousses, munis de dentelures fines, peuvent être pressés l'un contre l'autre. L'articulation des deux branches étant lâche, ces branches possèdent des mouvements de latéralité. Suivant l'expression de M. Richet, cette pince produit une sorte de mâchonnement.

Le mérite de cette pince est qu'elle excise en écrasant et évite à l'opérateur de faire des tractions qui, nous l'avons dit, sont toujours douloureuses et souvent dangereuses.

L'excision faite, s'il y avait par hasard un peu d'hémorrhagie, elle céderait soit à des injections astringentes, soit à l'emploi du perchlorure de fer. Généralement cet accident n'est pas à redouter, et toute la thérapeutique se borne à prescrire à la malade le repos le plus absolu, au lit et dans le décubitus dorsal. La malade demeurera ainsi couchée pendant quinze jours; on lui ordonnera des injections émollientes d'abord, astringentes plus tard. S'il survenait de la douleur ou un état nerveux, il faudrait avoir recours soit à l'opium (lavements laudanisés principalement), soit aux antispasmodiques.

Traitement des accidents. — Les deux principaux accidents auxquels les polypes peuvent donner lieu, sont la métrorrhagie et l'anémie. La métrorrhagie d'abord détermine l'anémie, mais ensuite l'anémie se joint au polype pour entretenir la métrorrhagie. Il est donc essentiel de les traiter en même temps.

La femme atteinte d'hémorrhagie utérine doit garder le lit, le siége élevé et la tête relativement basse. Il faut éviter la constipation au moyen de lavements froids ou de laxâtifs légers, prescrire des boissons froides astringentes et une alimentation légère. Les métrorrhagies peu intenses s'arrêtent le plus souvent par ces simples précautions; dans le cas contraire, on fera des applications froides sur l'hypogastre, sur la racine des cuisses, et l'on pourra, au besoin, laisser fondre des morceaux de glace dans le vagin. L'ergot de seigle est particulièrement indiqué dans cette circonstance. Si l'hémorrhagie résistait à ce moyen, on aurait recours au tamponnement.

Pour remédier à l'anémie, on soumettra la malade à un régime éminemment réparateur, analeptique. On lui prescrira les viandes rouges, les vins généreux, le grand air, l'insolation. On y joindra quelques médicaments, les amers, le quinquina, le fer, etc. Ces moyens pourront reconstituer le sang, mais non d'une manière définitive ; il y aura rechute le jour où une nouvelle hémorrhagie se déclarera.

En résumé, quel que soit le traitement dirigé contre le métrorrhagie et l'anémie, ce traitement ne sera jamais que palliatif.

L'opération seule peut guérir définitivement et à peu près à coup sûr la malade, ce qui a fait dire à M. Velpeau : « Leur thérapeutique constitue un des plus beaux triomphes de la chirurgie. »

INDEX BIBLIOGRAPHIQUE.

HIPPOCRATE. Sur la nature de la femme, édit. Littré, et de Morb. vulg., lib. v.

AETIUS. Tetr. 4, ser. 4, ch. 51, VIe siècle.

GALIEN. De Loc. affecti, lib. I, cap. 1.

PEYRILLE. Hist. de la chirurg., liv. v.

PAUL D'ÉGINE. Chirurgie, chap. 20, traduct. de Daleschamps.

Guillaume de SALICET. Cyrurg., traict. I, chap. 17, trad. franç.

Ambroise PARÉ. 24e livre : De la génération, ch. 41 ; Paris, 1579.

GUILLEMEAU. Heureux accouch., ch. 4, p. 267; 1649.

FABRICE DE HILDEN. Op., observat. 52, 54, cent. 2; Francfort, 1646.

FABRICE D'AQUAPENDENTE. Œuvres chirurg., part. 2; des Operat., ch. 20, trad. franç.; Lyon, 1665.

LEVRET. Mémoire sur les polypes de la matrice et du vagin. Acad. royale de chirurg., t. III, petite édition, p. 461 ; 1749. Observat. sur la cure radicale des polypes ; Paris, 1759.

LOUIS. Mém sur les concrétions calculeuses de la matrice. Acad. royale de chirurg., t. II, petite édit., p. 91.

HÉVIN. De Polypo uteri, 1753.

HERBINIAUX. Parallèle des instruments pour la ligature des polypes de la matrice. In-8° ; La Haye, 1771. Traité sur divers accouchements laborieux et des polypes de la matrice. 2 vol. ; Bruxelles; 1793.

GOERTZ. Diss. in qua novum ad ligaturam polyporum uteri instrumentum describitur. In-8° ; Gœttingue, 1783.

WALTER. Annotat. Acad. de hepate et polypi uteri. In-8°; Francfort, 1786.

NISSEN. De Polypi uteri et vaginæ novoque ad eorum ligaturam instrumento ; Gœttingue, 1789.

BICHAT. Anatomie générale, 1801.

SÉGARD. Dissert. sur les polypes de l'utérus ; thèse de Paris. In-4°; an XII (1804).

ROUX (Ph.). Sur les polypes utérins, dans Mélange de chir. In-4° ; Paris, 1809.

BAYLE. Corps fibreux de la matrice. Dictionn. des sciences médic., t. VII ; 1813.

MORGAGNI. De Sedibus et causis morborum ; Paris, 1820.

MEISNER. Des polypes ; Leipsick, 1820.

MAYER. De Polypis uteri ; Berlin, 1821.

CLARKE. Obs. on diseases of females ; London, 1821.

HERVEZ DE CHÉGOIN. Mém. sur les polypes de l'utérus. Journ. de méd., 1827.

DANCE. Observ. sur plusieurs affections de l'utérus et de ses annexes, dans Archives gén. de méd., 1829.

FEVEZ. Dissert. sur les tumeurs fibreuses de la matrice. In-4° ; Paris, 1830.

BURCHARD. Dissert. obst. med. de polypis uteri ; Berlin, 1832.

MALGAIGNE. Des polypes utérins. Thèse d'agrég. ; Paris, 1832.

MARJOLIN. Dictionn. en 30 vol. Voy. art. Utérus.

Robert LEE. Researches on the pathology and treatment of the most important diseases of women ; London, 1833, et Mém. sur les tumeurs fibro-calcaires et les polypes de l'utérus, extr. dans la Gazette médic. de Paris, 1838.

GERDY. Des polypes et de leur traitement. Thèse de concours ; Paris, 1833.

BOIVIN et DUGÈS. Traité pratique des maladies de l'utérus et de ses annexes. 2 vol. ; Paris, 1833.

VELPEAU. Médecine opérat., t. III, 1832, et t. IV, 1839.

DUPUYTREN. Leçons orales de clinique chirurg. ; Paris, 1839.

BLANDIN. Dictionn. en 15 vol.

TANCHOU. Observ. de polypes de l'utérus et du vagin. Gazette médic. de Paris, 1842, p. 714.

LISFRANC. Clinique chirurg. de la Pitie. 3 vol. ; Paris, 1841 à 1843.

AMUSSAT. Mém. sur l'anat. pathol. des tumeurs fibreuses de l'utérus ; Paris, 1842.

MARCHAL (de Calvi). Observ. et remarques sur la cure spontanée des polypes utérins, dans Annales de la chirurg., t. VII ; 1843.

OLDHAM. Guy's hospital Reports, 2e série. t. II.

CAMBERNON. Considérat. sur la cause et la fréquence des corps et polypes fibreux de l'utérus. Gazette médic. de Paris. 1844.

LEBERT. Physiologie patholog. et traité d'anatomie patholog. générale et spéciale, 1845.

FORGET. Bulletin de thérapeut., avril 1846.

VOGEL. Erlanterungstafchn zür pathologischen Histologie ; Leipsick, 1843.

ROBIN. Dictionn. de Nysten, art. Tumeurs. Muqueuse utér., dans Archives gén. de méd., 1848. Polypes fibreux de l'utér., dans Ferrier ; thèse de Paris, 1854. Polypes utéro-folliculaires, dans Luna ; thèse de Paris, 1852.

HUGUIER. Des kystes de la matrice et du vagin, et des polypes utéro-folliculaires, dans Mém. de Soc. de chir., t. I, 1849 ; et Traité de l'hystérométrie. Paris. 1865.

SAFFORD LEE. On tumours of uterins. London, 1847.

RICHARD. Des polypes utérins. Thèse de Paris, 1848.

Ashwell. A practical treatise on the diseases peculiar to women. London, 1848.

Jarjavay. Des opérations applicables aux corps fibreux. Thèse de concours. Paris, 1850.

Paget. Lectures on tumours. London, 1851.

Robert Barnes. London Lancet. 1851.

Gensoul. Nouveau procédé pour la ligature des polypes. Rev. méd. chirurg., 1851.

Luna. Des kystes folliculaires de la matrice et des polypes utéro-folliculaires. Thèse de Paris, 1852.

Cruveilhier. Anat. path., t. III, 1856.

Polloch. London Lancet, 1852.

Ferrier. Des tumeurs fibreuses de l'utérus. Thèse de Paris, 1854.

West. Diseases of women. London, 1856.

Ramsbotham. Obstetric medicin and surgery. London, 1856.

Bernaudeaux. Des corps fibreux de l'utérus. Thèse de Paris, 1857.

Virchow. Die cellular Pathologie, 1858, — et Pathologie des tumeurs, t. I. Paris, 1867.

Aran. Leçons cliniques sur les maladies de l'utérus et de ses annexes. Paris, 1858-1860.

Scanzoni. Traité pratique des maladies des organes sexuels de la femme. 1858.

Nonat. Traité pratique des maladies de l'utérus et de ses annexes. Paris, 1860.

Guyon. Des tumeurs fibreuses de l'utérus. Thèse d'agrégation. Paris, 1860.

Fleetwood Churchill. On the diseases of women. 5e édit. Dublin. 1864.

Bennett. Maladies des femmes. Paris, 1864.

Broca. Traité des tumeurs. Paris.

Martin. De l'anatomie pathologique de quelques tumeurs développées dans la muqueuse du col de l'utérus. Essai sur la tumeur folliculeuse hypertrophique. Thèse de Paris, 1859.

Monnoye. Des kystes muqueux du col de l'utérus et des polypes utéro-folliculaires. Thèse de Paris, 1864.

Courty. Traité pratique des maladies de l'utérus et de ses annexes. Paris, 1866.

A. Parent, imprimeur de la Faculté de Médecine, rue Mr-le-Prince, 31.

www.ingramcontent.com/pod-product-compliance
Ingram Content Group UK Ltd.
Pitfield, Milton Keynes, MK11 3LW, UK
UKHW020238220726
13923UKWH00002B/730

9 782019 298173